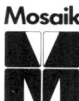

Ariel Simkin
Judith Ayalon

Das Osteoporose-Trainingsprogramm

Die neue Methode zur Vorbeugung und Bekämpfung von Knochenschwund

Vorwort von Howard Jacobs

Mosaik Verlag

Die in diesem Buch enthaltenen Informationen sollen und können ärztlichen Rat und Behandlung nicht ersetzen. Wenn Sie glauben, bereits an Osteoporose zu leiden oder besonders gefährdet zu sein, dann sollten Sie sich unbedingt in ärztliche Behandlung begeben. Mit den Knochenkräftigungsübungen allein läßt sich eine Osteoporose nicht behandeln.

Titel der Originalausgabe: Bone-loading
Originalverlag: PRION/Multimedia Limited, London
Übersetzung: Petra Sporbeck-Hörning
Umschlaggestaltung: Martina Eisele
Umschlagfoto: Albi Zarfati

Der Mosaik Verlag ist ein Unternehmen
der Verlagsgruppe Bertelsmann

© Multimedia Books Limited, London 1990
© Alle deutschsprachigen Rechte Mosaik Verlag GmbH, München 1994 / 5 4 3 2 1
Layout: Herbert Tausend, München
Satz: Layout & Grafik 1000, München
Druck und Bindung: ALCIONE, Trento
Printed in Italy
ISBN 3-756-10311-2

INHALT

DIE AUTOREN

Dr. phil. Ariel Simkin ist Wissenschaftler an einem der führenden Osteo-porose-Forschungszentren der Welt, dem Jerusalem Osteoporosis Center am Hadassah University Hospital in Jerusalem. Veröffentlichungen über seine Forschungsarbeit sind in zahlreichen Fachzeitschriften wie dem *Calcified Tissue International Journal of Biomechanics* und dem *Journal of Orthopedic Research* erschienen.

Judith Ayalon M.A. ist Physiotherapeutin am Wingate Institute for Physical Education and Sport in Jerusalem. Sie hat die im Buch vorgestellten Übungen ausgearbeitet.

DANKSAGUNG DER AUTOREN

Ist das eigentliche Thema dieses Buches die Vorbeugung der Osteoporose mit Hilfe von Übungen zur Knochenkräftigung, so hielten wir es doch für angebracht, den Leser mit einigen Zusatzinformationen über andere Aspekte der Osteoporose zu versorgen. Unser aufrichtiger Dank gilt den verschiedenen Fachärzten und Kollegen für ihre großzügige Unterstützung und Beratung: Dr. Joseph Foldes vom Jerusalem Osteoporosis Center half bei der Vorbereitung der Abschnitte über die Risikofaktoren und die Medikation; Professor Nathan Kaufmann, Leiter der Ernährungswissenschaftlichen Abteilung an der Hebrew University Medical School, las die Abschnitte über Ernährung und Osteoporose und gab hier nützliche Anregungen; Dr. phil. Isaac Leichter vom Jerusalem Osteoporosis Center half bei der Vorbereitung des Abschnitts über die Knochendichtemessungen.

Bei der Ausarbeitung des Kernabschnitts des Buches, des Programms mit den Knochenkräftigungsübungen, hatten wir das große Glück, daß uns Frau Shlomit Raifmann-Levizky, M.A., mit ihrem Rat und ihrer Erfahrung zur Seite stand. Und schließlich wollen wir auch nicht versäumen, den Damen zu danken, die an den Forschungsarbeiten mitwirkten, die den Stoff für dieses Buch und, wie wir hoffen, für eine neue und jedem zugängliche Methode zur Vorbeugung und Behandlung der Osteoporose lieferten. Mit ihrem Eifer und Enthusiasmus bewiesen sie einmal mehr, daß die Freuden der körperlichen Betätigung nicht den Jungen vorbehalten bleiben dürfen.

Körperertüchtigung zur Gesundheitserhaltung – wie etwa Ballspiele, Ringen, Gymnastik und Atemübungen – sind in den Augen des Narren unnütze Spielerei, in denen des Weisen eine gute, nützliche Handlung.

MOSES MAIMONIDES, jüdischer Philosoph, Talmudist und Arzt am Hofe von Saladin (1135–1204), in: *Guide of the Perplexed*

Es lassen sich drei Meilensteine in der Gesundheitsentwicklung der Frau ausmachen. Der erste, der revolutionäre Umschwung im Bereich der Geburtshilfe, führte dazu, daß die meisten Frauen der Entbindung mit froher Erwartung entgegensehen konnten, anstatt wie bisher um ihr Leben fürchten zu müssen. Man denke nur daran, daß 1566 die Königin von Schottland vor ihrer ersten Niederkunft vorsichtshalber ihren Letzten Willen niederschreiben mußte.

Der zweite Meilenstein ist das Instrument der Geburtenkontrolle. Damit läßt sich, was Zeit, Ort und Zahl angeht, zumindest theoretisch das zentrale biologische Ereignis der Schwangerschaft planen, und diese Terminplanung liegt weitgehend im Ermessen jeder einzelnen Frau.

Der dritte Meilenstein schließlich hat mit dem Thema dieses Buches zu tun. Dank zahlreicher vornehmlich sozialer, aber auch medizinischer Fortschritte haben Männer und Frauen, die in diesem Jahrhundert geboren wurden, eine Lebenserwartung von 70 Jahren und mehr. Für die Frauen bedeutet das, daß sie noch 20 bis 30 Jahre nach der Menopause leben werden. Die Bedeutung dieses demographisch gesehen erstaunlichen Faktums – erstaunlich, weil für die Frau die medizinischen Auswirkungen eines Lebens nach der Menopause mehr als nur normale Alterserscheinungen sind – wird erst allmählich richtig eingeschätzt.

Welche biologischen Auswirkungen aber hat nun die Menopause? Abgesehen von der damit eintretenden Unfruchtbarkeit und den durch den Östrogenmangel ausgelösten Beschwerden besteht auch die Gefahr der Entwicklung einer Osteoporose, das heißt also poröser, bruchanfälliger Knochen. Dieses Buch informiert umfassend darüber, weshalb das weibliche Skelett nach der Menopause an Kalzium verliert und so ein Opfer der Osteoporose wird. Doch über die rein medizinische Information und Beratung hinaus zeigen Ariel Simkin und Judith Ayalon den Frauen vor allem auch, was sie selbst für ihre Gesundheit und zum Schutz vor Schmerzen und Immobilität tun können, die die natürliche Folge von Osteoporose-Frakturen wären.

Als Kliniker, der ständig mit den hormonellen Aspekten der Menopause und deren Behandlung konfrontiert wird, begrüße ich dieses Buch schon allein deshalb, weil es auf gesunden physiologischen Prinzipien aufbaut. Seit es einige therapeutische Ansätze gibt, die frei von jeglichen Nebenwirkungen sind, stehen die meisten Ärzte den komplementären Behandlungsverfahren, bei denen sich ein Therapieerfolg mit einer niedrigeren Arzneimitteldosierung erzielen läßt, positiv gegenüber. Doch so sehr ich das hier vorgestellte Übungsprogramm auch für die meisten Frauen als geeignet zur Osteoporose-Prophylaxe ansehe – ein Ersatz für eine Hormonbehandlung, vor allem bei Frauen mit nachweisbarem Östrogenmangel, darf es nicht sein. Zweifelsohne haben beide ihre Berechtigung. Ich hoffe, daß dieses Buch uns allen zu einem ganzheitlicheren Behandlungsansatz der Osteoporose verhilft.

Dr. Howard Jacobs
Professor für Sexual-Endokrinologie
Middlesex Hospital, London

Einleitung

In diesem Buch geht es um die Pflege, das Training und die Kräftigung von Knochen. Was für ein seltsamer Einfall! Warum sollten wir uns weiter um unsere Knochen kümmern, wenn wir nicht gerade das Pech haben, daß einer bricht? Nun, tatsächlich verhält es sich so, daß auch unsere Knochen, genau wie unsere Zähne, Haut und Haare, mit zunehmendem Alter verschleißen, ohne daß wir uns dessen überhaupt bewußt werden, da die Knochen ja unter Haut-, Fett- und Muskelschichten verborgen sind. Dieser Verschleißprozeß vollzieht sich außerordentlich langsam. Die Folgen sind Brüche und Skelettverformungen, die oft erst im siebten Lebensjahrzehnt oder noch später sichtbar in Erscheinung treten.

Warum aber hören wir heute soviel über Osteoporose? Schließlich hat es doch schon immer alte Leute gegeben. Hierauf gibt es zwei Antworten:

Die erste und wichtigste Antwort ist, daß wir heute einfach länger leben. Die Erhöhung der Lebenserwartung zählt zu den großen medizinischen Errungenschaften des 20. Jahrhunderts. In den USA hatte beispielsweise ein 1900 geborener weißer männlicher Säugling eine Lebenserwartung von 48,2 Jahren, ein weißer weiblicher Säugling von 51,1 Jahren. Wer eine Lebenserwartung von nur ca. 50 Jahren hat, braucht sich auch um Osteoporose oder eine andere altersbedingte degenerative Störung keine Gedanken zu machen.

Im Vergleich dazu betrug 1984 in den USA die Lebenserwartung für weiße männliche Babys bereits 71,8 Jahre und für weiße weibliche Babys 78,8 Jahre, das entspricht einer Steigerungsrate von mehr als 50 Prozent in weniger als einem Jahrhundert. Vergleichbare statistische Daten gibt es auch in anderen Industrieländern. Die Verlängerung der durchschnittlichen Lebensdauer ist auf den drastischen Rückgang der Säuglingssterblichkeit und auf die gesunkene Mortalitätsrate im Bereich der Infektionserkrankungen zurückzuführen. Zu verdanken ist diese positive Entwicklung einer verbesserten Präventivmedizin – Impfprogramme, bessere persönliche und Umwelthygiene – und der Entwicklung wirksamerer Arzneimittel.

Die Auswirkungen dieser Veränderungen werden noch augenscheinlicher, wenn man die immer größer werdende Zahl alter Menschen betrachtet. Noch im Jahr 1900 hatten zum Beispiel in den USA von 1000 geborenen Säuglingen nur 470 eine Lebenserwartung von 60 Jahren und nur 160 eine von 80 Jahren. 1980 beliefen sich diese Zahlen bereits auf 890 beziehungsweise 410.

Dieser demographische Trend hat zu einer starken Erhöhung des Anteils älterer Menschen an der Gesamtbevölkerung geführt, und das nicht nur in den USA, sondern weltweit in allen Industriestaaten. Und dieser Anteil alter Menschen an der Gesamtbevölkerung wird – beispielsweise wieder in den USA – Ende des 20. Jahrhunderts fast viermal so groß sein wie zu Beginn des Jahrhunderts. Im Jahr 1900 machte der Anteil der über 65jährigen an der US-amerikanischen Gesamtbevölkerung vier

Prozent aus, 1980 waren es bereits 11,3 Prozent, und bei Fortbestehen des gegenwärtigen Trends wird im Jahr 2040 jeder fünfte Amerikaner 65 Jahre und älter sein.

So ist es nicht weiter erstaunlich, daß Erkrankungen, die früher aufgrund der kürzeren Lebenserwartung vergleichsweise selten vorkamen, heute weitverbreitet sind und die Bevölkerung sowie die Ärzteschaft stärker beunruhigen. Manche dieser Gesundheitsstörungen, wie etwa die Atherosklerose (die Verengung und Verhärtung der Blutgefäße), sind lebensgefährlich und können zum vorzeitigen Tod führen. Andere sind zwar selten tödlich, verursachen jedoch Schmerzen, Behinderung, Abhängigkeit und eine deutliche Einschränkung der Lebensqualität. Zu dieser Gruppe gehört auch die Osteoporose.

Wie viele andere innere Altersprozesse beginnt die Osteoporose in relativ jungen Jahren – um die Vierzig –, manifestiert sich jedoch erst im siebten oder vielleicht gar erst achten Lebensjahrzehnt. Da sich diese inneren Prozesse nach außen hin unbemerkt vollziehen, sorgen wir uns um sie auch nicht weiter – im Gegensatz zu Veränderungen der Haut, der Haare und der Fettverteilung, für die uns ein ganzes Arsenal an Cremes, Kosmetika und Diäten zur Verfügung steht. Die äußeren Zeichen einer Osteoporose – ein Abnehmen der Körpergröße, Rückenschmerzen, allmähliche Krümmung der Wirbelsäule und Frakturen – manifestieren sich erst, wenn es möglicherweise bereits zu spät ist, etwas dagegen zu unternehmen.

Wie andere altersbedingte Erkrankungen ist die Osteoporose Teil eines langsamen und natürlichen Abbaus der Funktionsfähigkeit des Körpers, darüber hinaus ist sie aber auch das Symptom schlechter Lebensgewohnheiten. So kann ihr Ausbruch und Fortschreiten durch eine unausgewogene Ernährung, zu wenig körperliche Betätigung, Rauchen und verschiedene andere Faktoren beschleunigt werden. Wie andere Altersleiden auch, ist die Osteoporose fortschreitend und kann jeden betreffen.

Mit zunehmendem Alter steigt das Erkrankungsrisiko, und Männer können genauso daran erkranken wie Frauen, wenn auch im allgemeinen erst zu einem späteren Zeitpunkt. Und schließlich kann auch das Fortschreiten der Osteoporose – und auch das ist typisch für die altersbedingten Erkrankungen – individuell stark unterschiedlich ausfallen. Während sie bei den einen recht schnell voranschreitet und schon rasch zu einer beträchtlichen Behinderung führt, bleiben andere ihr Leben lang gänzlich oder weitestgehend frei von äußeren Symptomen.

Diese krankheitsspezifischen Merkmale sind im Hinblick auf mögliche Maßnahmen gegen die Osteoporose von großer Bedeutung. So ist der zwingende Schluß daraus zu ziehen, daß vorbeugen wohl besser ist als behandeln. Und läßt sich auch einem zumindest teilweise natürlichen Prozeß nicht vorbeugen, so kann er doch so lange wie möglich hinausgezögert werden.

Und damit kommen wir zur zweiten Gruppe von Gründen dafür, warum die Osteoporose heute so viel von sich reden macht. In den letzten zehn Jahren wurden verschiedene genaue, sichere und relativ billige Verfahren zur Bestimmung der Knochenmasse und somit zur Ermittlung von Knochenschwund entwickelt. Eine Osteoporose-Früherkennung ist heute möglich, und der Therapieerfolg verschiedener Verfahren läßt sich ebenfalls ziemlich genau ermitteln. Das heißt jedoch nicht, daß jeder um die Fünfzig sich prophylaktisch einem dieser Tests unterziehen soll.

Wenn Sie jedoch einer oder mehrerer der auf Seite 120 aufgeführten Risikogruppen angehören, dann sollten Sie das durchaus erwägen. Liegt Ihre Knochenmasse unter dem Ihrem Alter und Ihrem Knochenbau entsprechenden Wert, dann stehen Ihnen mehrere Behandlungsverfahren zur Auswahl.

Die Verstärkung der körperlichen Aktivität und eine kalziumreiche Ernährung galten zwar bislang gewöhnlich als Vorsorgemaßnahmen, es gibt jedoch Hinweise darauf, daß beide Maßnahmen auch den bereits eingesetzten Osteoporoseprozeß stoppen oder doch zumindest bremsen können.

Körperliche Betätigung und Kalzium haben ihren größten Nutzeffekt in der Adoleszenz und im frühen Erwachsenenalter. Dann nämlich helfen sie, eine maximale Knochenmasse aufzubauen, von der wir später im Alter zehren können. Die andere Behandlungsmöglichkeit ist eine Medikation in Form von Östrogen und anderen Medikamenten. Diese werden im allgemeinen verschrieben, wenn der Knochenschwund bereits offensichtlich ist.

Die Kernaussage dieses Buches besagt, daß körperliche Betätigung dem osteoporotischen Prozeß vorbeugen oder ihn zumindest bremsen kann. Der Knochen ist ein lebendes Gewebe, dessen Wachstum durch mechanische Belastung stimuliert wird. Die Übungen, die in diesem Buch vorgestellt werden, belasten bestimmte Knochen in einer Form, die deren Wachstum stimuliert.

Sie basieren auf den Forschungsergebnissen neuester Untersuchungen mit Frauen, die *bereits* an Osteoporose litten. Bei jüngeren Frauen dürfte der Übungseffekt sogar noch positiver ausfallen. Einzelheiten zu dieser Untersuchung finden Sie auf Seite 136, das Fazit läßt sich jedoch bereits wie folgt zusammenfassen: Wiederholte, regelmäßige Belastung kräftigt die Knochen und erhöht damit die Knochenmasse beträchtlich. In besagter Studie wurde beobachtet, daß eine Gruppe von Frauen, die keine Knochenkräftigungsübungen absolvierte, weiterhin an Knochenmasse verlor.

Im zweiten Teil des Buches, »Osteoporose – Daten und Fakten«, wird dem Leser die wissenschaftliche Grundlage, auf der die Knochenkräftigungsübungen basieren, im einzelnen erläutert, und es werden Antworten gegeben auf die häufigsten Fragen, die zur Osteoporose gestellt werden.

Bei der Osteoporose gibt es wie bei vielen anderen Störungen auch die Wahl zwischen zwei Verhaltensmustern: Wir können die Verantwortung für unsere Gesundheit in die eigenen Hände nehmen, indem wir uns umfassend informieren und einfache Vorsorgemaßnahmen ergreifen; wir können aber auch untätig abwarten und den Arzt rufen, wenn die Krankheit bereits ausgebrochen und vielleicht sogar schon zu weit fortgeschritten ist, um noch behandelt werden zu können.

Übungsprogramm

Weshalb körperliche Betätigung? Körperliche Betätigung kostet uns nicht etwa wertvolle Energie. Ganz im Gegenteil, sie gibt unserem Körpergewebe sowie Geist und Psyche neue Energie. Sie trägt unter anderem zur Steigerung unserer intellektuellen Leistungsfähigkeit, unseres Selbstwertgefühls, Selbstvertrauens, emotionalen Gleichgewichts sowie unserer Fähigkeit, Streß zu bewältigen und Krankheiten zu widerstehen, bei. Sie erinnert den Körper daran, zu welch breitem Aktivitätsspektrum er fähig ist – von der totalen Entspannung bis hin zur größten Kraftanstrengung. Zu viele von uns leben den größten Teil der Zeit in einem Zustand gemäßigter Spannung, irgendwo im mittleren Kapazitätsbereich, und wir behalten diesen Spannungszustand so lange bei, bis er schließlich zur Norm wird und uns möglicherweise mitten in eine Krankheit oder in eine geistige oder emotionale Sackgasse hineinmanövriert.

Körperliche Betätigung ist, nach dem Lachen, die beste Medizin. Regelmäßig in Maßen angewandt, ohne die körperlichen Belastungsgrenzen zu überschreiten, hat sie keine negativen Begleiterscheinungen. Körperliche Betätigung dient sowohl der Osteoporose-Vorbeugung als auch der -Bekämpfung. Aber nicht einfach jede Form der körperlichen Betätigung. Um wirksam zu sein, müssen in etwas anderer als gewohnter Form auf bestimmte Knochen Beuge-, Stauchungs-, Dreh- und Streckbelastungen ausgeübt werden.

Mit Hilfe dieser Knochenkräftigungsübungen lassen sich einerseits Knochendepots anlegen, und schwerwiegendem Knochenschwund wird damit vorgebeugt. Andererseits verringern die Übungen bei bereits bestehender Osteoporose die Knochenschwundrate oder halten sie auf. Doch denken Sie bitte daran: **Wurde bei Ihnen bereits eine mittelschwere oder schwere Osteoporose diagnostiziert, dürfen Sie mit dem Übungsprogramm nur ganz langsam und sehr kontrolliert beginnen** (die Tests zur Bestimmung der Knochendichte werden auf den Seiten 128–132 beschrieben). **Wenn Sie den Verdacht haben, bereits an Osteoporose zu leiden oder besonders Osteoporose-gefährdet zu sein, dann suchen Sie unbedingt Ihren Arzt auf** (die Risikofaktoren finden Sie auf den Seiten 119–123).

Übungsprogramm für die Knochenkräftigung Die in diesem Buch beschriebenen Übungen richten sich vor allem an Frauen über 35 Jahre, und hier vor allem an jene, die körperlich inaktiv bzw. nur sporadisch aktiv sind. Das Programm setzt sich aus aerobischen und anaerobischen Elementen (die aerobischen Übungen kräftigen Herz und Lungen und fördern die Ausdauer, anaerobische Übungen werden normalerweise mit Gewichten oder gegen eine andere Form von Widerstand ausgeführt und steigern die Muskelkraft) sowie aus Übungen zur Verbesserung der Beweglichkeit, des Koordinationsvermögens und des Gleichgewichtssinns zusammen. Das Schwergewicht liegt jedoch auf Übungen zur Verbesserung des Knochenzustands.

Es werden insgesamt fünf Gruppen von Übungen vorgestellt: Aufwärmübungen, Dehn- und Beweglichkeitsübungen, Knochenkräftigungsübungen, Kräftigungsübungen für Bauch und Rücken, Übungen zum Abkühlen. Genau in dieser Reihenfolge sollten sie auch absolviert werden. Und bitte, führen Sie die Knochenkräftigungsübungen nie aus, bevor Sie sich nicht aufgewärmt und gedehnt haben. Warme Muskeln und warmes Bindegewebe sind weniger verletzungsanfällig.

Die Knochenkräftigungsübungen (Seiten 48–99) gehen von fünf Grundpositionen aus: Stehen, Sitzen auf einem Stuhl, auf allen vieren Knien, auf dem Boden Sitzen und auf dem Boden Liegen. Wir empfehlen Ihnen, mit jeweils zwei oder drei Übungen in jeder Position zu beginnen und die Übungen dann in jeder Sitzung zu variieren. Je abwechslungsreicher, desto besser. Beginnen Sie mit den Übungen im Stehen, gehen Sie zu den Stuhlübungen über und begeben sich dann auf Bodenniveau. Dieses schrittweise Vorgehen könnte wichtig sein, wenn Sie an orthostatischer Hypotonie leiden (sich schwindelig fühlen, wenn Sie sich aus dem Sitzen oder Liegen aufrichten).

Viele Bewegungsmuster bei den Knochenkräftigungsübungen werden für Sie ungewohnt sein. Und genau das ist auch der entscheidende Punkt bei dieser Form der Knochenbelastung. Lebende Knochen reagieren auf mechanische Belastung, und je ungewohnter diese Belastung ist, desto positiver ist auch die Reaktion.

Auf die Knochenkräftigungsübungen folgen Übungen für den Bauch. Eine schwache Bauchmuskulatur und ein vorspringender Bauch sind Begleiterscheinungen einer schlechten Haltung, die wiederum – gleichgültig, ob Sie nun dünn, normal- oder übergewichtig sind – zu Rückenschmerzen führt. Indem Sie Ihre Bauchmuskulatur trainieren, entlasten Sie Ihre Rückenmuskulatur.

Jede Sitzung sollte mit einer Abkühlsequenz abschließen. So finden Sie und Ihr Herz zu einem normalen Rhythmus zurück.

Was zu tun und was zu unterlassen ist
Damit das Training für Sie auch wirklich sicher, wohltuend und effektiv ausfällt, sollten Sie die nachfolgend kurz aufgeführten Punkte unbedingt beachten:
● Beginnen Sie langsam und gemächlich. Wenn Sie völlig außer Atem geraten oder Ihnen etwas weh tut, BRECHEN SIE DIE ÜBUNG SOFORT AB. Überschreiten Sie nie Ihre Leistungsgrenzen (siehe Seite 20).
● Beginnen Sie die Sitzung stets mit ein paar Aufwärmübungen.
● Machen Sie nach dem Aufwärmen mit Dehn- und Beweglichkeitsübungen weiter – erst danach sind Sie für die Knochenkräftigungsübungen richtig vorbereitet.

● Absolvieren Sie zwei, drei Knochenkräftigungsübungen in jeder der fünf Übungskategorien, das heißt Basishaltungen. Hier die Reihenfolge: Stehen, auf dem Stuhl Sitzen, auf allen vieren Knien, auf dem Boden Sitzen und schließlich auch Liegen.
● Beginnen Sie mit den Anfangsübungen aus jeder Kategorie – sie sind am einfachsten –, und variieren Sie die Knochenkräftigungsübungen in jeder Sitzung.
● Stören Sie sich nicht daran, wenn Sie zu Beginn die gewünschte Zahl an Wiederholungen nicht erreichen – das kommt mit der Zeit.
● Beginnen Sie ganz sachte, und trainieren Sie immer rhythmisch. Denken Sie aber daran, daß diese Übungen Ihre Knochen belasten und damit kräftigen sollen und daß dafür ein gewisser Kraftaufwand unerläßlich ist.
● Absolvieren Sie in jeder Sitzung Kräftigungsübungen für die Wirbelsäule, die Oberschenkelknochen und die Unterarme – konzentrieren Sie sich nicht auf einzelne Knochen.
● Vergessen Sie nicht zu atmen! Werden keine Angaben zur Atemtechnik gemacht, dann atmen Sie so ruhig und natürlich wie möglich. Achten Sie darauf, daß Sie die Luft nicht anhalten, wenn die Übung schwierig ist – Ihre Muskeln brauchen den Sauerstoff. In den Momenten äußerster Kraftanstrengung versuchen Sie, laut zu zählen – das verhindert, daß Sie den Atem anhalten.
● Machen Sie im Anschluß an die Knochenkräftigungsübungen stets ein paar Kräftigungsübungen für Bauch und Rücken.
● Gestatten Sie sich am Ende der Sitzung ein, zwei Minuten der totalen Entspannung.

Welche Übungsdauer und -frequenz ist angebracht?
Die hier aufgeführten Trainingszeiten sind lediglich grobe Richtwerte, da hier letztendlich Ihr Fitneßgrad mit ausschlaggebend ist (siehe nächsten Absatz).

Übungsdauer in Minuten

	An- fänger	Zwischen- stadium	Fortge- schrittene
Aufwärmen	1	3	4
Dehnen/Bewegen	1	3	4
Knochenkräftigung	5	10	15
Bauch/Rücken	2	3	5
Abkühlen	1	1	2
Zusammen	10	20	30

Um die gewünschte Wirkung zu erzielen, müssen Knochenkräftigungsübungen mindestens dreimal wöchentlich oder jeden zweiten Tag absolviert werden.

Wie fit sind Sie? Die beste Methode, das für Sie noch sichere Trainingslimit zu bestimmen, ist eine ärztliche Kontrolluntersuchung – Blutdruckmessung, Belastungs- und Ruhe-Elektrokardiogramm (EKG), Blutuntersuchungen etc. **Wenn Sie über 40 Jahre alt sind und einige Zeit körperlich gar nicht oder nur sporadisch aktiv gewesen sind, dann sollten Sie Ihren Hausarzt konsultieren, bevor Sie mit diesem oder einem anderen Übungsprogramm beginnen. Selbst wenn Sie sich körperlich absolut fit und wohl fühlen: Gehen Sie auf Nummer Sicher und bitten Sie um eine Kontrolluntersuchung.**

Da Ihr Herz während des Trainings schwerer arbeiten muß, ist es wichtig, daß Sie vor Trainingsbeginn Ihre persönliche maximale Trainings-Herzfrequenz bestimmen, mit der Sie gefahrlos trainieren können. Wie schnell Ihr Herz schlägt, können Sie an der Radialarterie an Ihrem Handgelenk messen. Im Ruhezustand beträgt die durchschnittliche Herzfrequenz eines Nichtsportlers von über 40 Jahren 70 bis 80 Schläge pro Minute. Unter Höchstbelastung kann die Herzfrequenz jedoch doppelt so hoch sein.

Die persönliche maximale Trainings-Herzfrequenz errechnet sich im allgemeinen nach der Faustregel: 190 minus Alter. Sind Sie beispielsweise 50 Jahre alt und haben einen normalen EKG-Befund, beträgt Ihre persönliche maximale Trainings-Herzfrequenz 190 minus 50, also 140. Diese Schlagfrequenz dürfen Sie niemals überschreiten. Ist Ihr EKG nicht normal, dann fragen Sie Ihren Arzt nach der für Sie noch unbedenklichen maximalen Herzfrequenz.

Wenn Sie während des Trainings unter Schmerzen in der Brust oder unter Atemnot leiden, dann brechen Sie die Übung unverzüglich ab. Möglicherweise haben Sie Ihre maximale Trainings-Herzfrequenz überschritten. Gewöhnen Sie sich an, vor und nach Trainingsbeginn zu messen, um sicherzustellen, daß das Herz zu seinem normalen Ruhepuls zurückgefunden hat.

Ihren Puls können Sie messen, indem Sie die Fingerspitzen auf die Innenseite des Handgelenks an der Daumenseite legen – hier fühlen Sie das Pulsieren der Radialarterie. Schauen Sie auf eine Uhr mit Sekundenzeiger, und zählen Sie die Schläge 15 Sekunden lang. Wenn Sie das Ergebnis nun mit vier multiplizieren, erhalten Sie die Pulszahl pro Minute.

Verbesserung der allgemeinen Fitneß Tragen die Übungen in diesem Buch auch im wesentlichen zur gesundheitlichen Verbesserung Ihrer Knochen sowie zur Unterstützung Ihrer Beweglichkeit, Ihres Koordinationsvermögens und Gleichgewichtssinns bei, so sollten sie doch noch durch eine andere Form der körperlichen Betätigung ergänzt werden, die die aerobische Funktion verbessert.

Nachfolgend einige alltägliche Dinge, die Sie zur Unterstützung Ihres Herzens tun können:

● Gebrauchen Sie Ihre Beine. Parken Sie Ihr Auto auf dem Weg zur Arbeit oder zum Einkaufen ein gutes Stück vor dem Ziel. Wenn Sie mit öffentlichen Verkehrsmitteln fahren, steigen Sie eine Haltestelle früher aus und gehen den Rest zu Fuß.

● Gehen Sie die Treppe hoch, statt den Aufzug zu nehmen.

● Wenn Sie einen Großteil der Zeit sitzend zubringen, dann strecken und heben Sie ab und zu die Beine, ziehen Sie den Bauch ein, und pressen Sie die Pobacken zusammen. Stehen Sie auf und strecken sich, nehmen ein paar tiefe Atemzüge – erlaubt ist alles, was die Durchblutung anregt.

Wenn Sie Spaß am Schwimmen, Joggen, Tanzen, Radfahren, Ball- oder Tennisspielen haben, dann tun Sie sich hier keinen Zwang an – es gilt: je mehr, desto besser. Wenn Sie nicht besonders fit sind, dann beginnen Sie mit einem zehnminütigen Training dreimal wöchentlich und steigern sich allmählich auf drei 30minütige Sitzungen wöchentlich. Lieber kurz und häufig als viel auf einmal und unregelmäßig.

Trainingskleidung und -ausrüstung Tragen Sie ein locker sitzendes Oberteil und Jogginghosen, am besten aus Baumwolle, und Turnschuhe. Mit nackten Füßen zu trainieren ist – mit Ausnahme bei den Beweglichkeitsübungen für Fuß und Knöchel – wegen der Rutschgefahr nicht zu empfehlen.

Für manche Übungen brauchen Sie einen dicken Stock – ein Besenstiel tut hier durchaus seinen Dienst. Andere Übungen arbeiten mit einem Gürtel oder einem Seilende. Bei den wenigen Übungen mit Gewichten müssen Sie improvisieren, wenn Sie keine kleinen Hanteln oder Handgelenks- oder Knöchelgewichte kaufen können. Konservendosen geben ausgezeichnete Leichtgewichtshanteln ab, und die Gewichtsmanschetten für Handgelenk und Knöchel lassen sich aus mit Sand gefülltem Stoff nähen. Die Bodenübungen sind bequemer, wenn Sie sie auf einer Gymnastikmatte, dünnen Matratze oder zusammengefalteten Decke absolvieren.

Einige der Zugübungen können Sie – und das macht enorm viel Spaß – mit einem Partner ausführen, für andere jedoch brauchen Sie eine Sprossenwand oder zumindest ein paar in strategisch günstiger Höhe quer im Türrahmen angebrachte Sprossen (zwei Lösungsmöglichkeiten werden auf Seite 154 vorgestellt). Egal, für welche Lösung Sie sich entscheiden, Ihre »Trainingsleiter« und auch die Wand bzw. der Türrahmen müssen in jedem Fall stabil genug sein, Ihr gesamtes oder einen Großteil Ihres Gewichts zu tragen. Daß es zu bösen Unfällen kommen kann, wenn man Türen oder andere ungesicherte Möbelstücke als Trainingshilfe mißbraucht, bedarf wohl keiner weiteren Erwähnung. Statt dieses Risiko einzugehen, sollten Sie sich lieber auf Übungen ohne Sprossenleiter verlegen, die Auswahl ist groß genug.

Eine elegante Lösung für das Leiterproblem wäre vielleicht die Gründung einer privaten Osteoporose-Gymnastikgruppe, beispielsweise im örtlichen Sportverein! Gruppentraining motiviert und stärkt das Durchhaltevermögen oft weitaus besser, als allein zu trainieren.

Aufwärmen

Aufwärmen vor dem Training – wozu?

Aufgewärmte Muskeln sind biegsam und weniger verletzungsanfällig als kalte Muskeln. Ziel der Aufwärmübungen ist es nicht, Muskelkraft oder Ausdauer zu trainieren, sondern die Herzpumpaktion zu beschleunigen und zu kräftigen, damit sämtliche Körperregionen, vor allem aber die Skelettmuskulatur, mit mehr Blut versorgt werden. Blut nämlich enthält Sauerstoff, und arbeitende Muskeln brauchen ein Vielfaches mehr an Sauerstoff als ruhende Muskeln. Wird dieser erhöhte Sauerstoffbedarf nicht gedeckt, können Krämpfe auftreten.

Wie intensiv aber sollte das Aufwärmtraining sein? Nun, intensiv genug, damit Sie leicht ins Schwitzen kommen und ein wenig außer Atem geraten, doch nicht so intensiv, daß Sie zu keuchen und nach Luft zu schnappen beginnen ... intensiv genug, um Ihren Ruhepuls um 20 bis 30 Schläge pro Minute zu erhöhen.

Beträgt also Ihr Ruhepuls 75 Schläge pro Minute, sollte er durch das Aufwärmen auf 100 bis 105 Schläge pro Minute beschleunigt werden.

Versuchen Sie, durch die Nase ein- und durch den Mund auszuatmen. Tatsächlich ist es besser, in zwei kurzen Atemzügen einzuatmen und mit einem starken Atemstoß auszuatmen. Das üben Sie am besten vor dem Training.

Aufwärmen macht mehr Spaß mit Musik im Hintergrund, vor allem mit Musik, deren Rhythmus geradezu ins Blut geht und mitreißt. Der Rhythmus sollte aber nicht zu schnell sein, so daß Sie beim Training bequem mithalten können.

Beginnen Sie, wie bei allen anderen Übungsformen auch, langsam. Gewöhnen Sie sich erst an die Bewegungen, bevor Sie versuchen, schneller zu werden oder zahlreiche Wiederholungen zu absolvieren. Ein einminütiges Aufwärmtraining reicht wahrscheinlich für Anfänger – das zu beurteilen, bleibt Ihnen aber letztlich selbst überlassen. Sind Sie nach Ablauf der Minute noch nicht ins Schwitzen oder nur leicht außer Atem gekommen, dann machen Sie noch eine Weile weiter. Für die Knochenkräftigungsübungen für Fortgeschrittene sollten Sie sich mindestens drei Minuten lang aufwärmen.

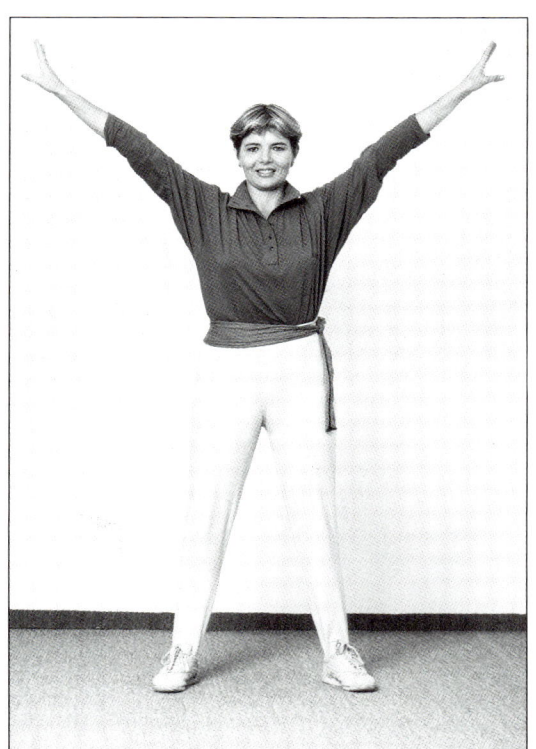
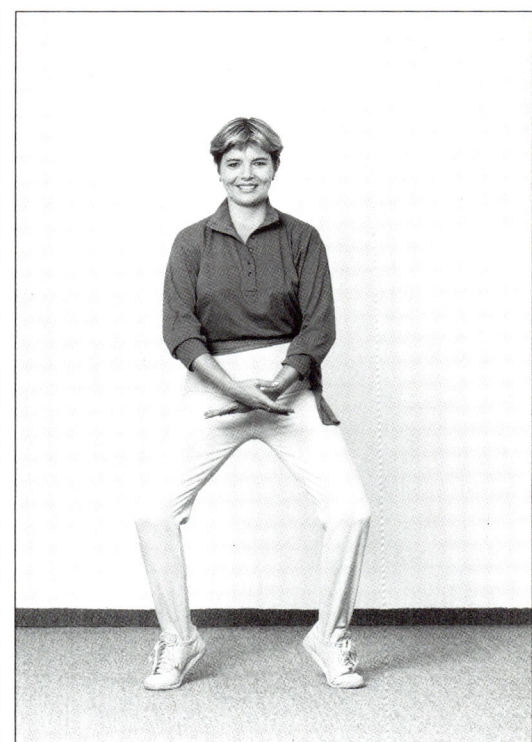

A

B

Aufwärmen 1

A   Stehen Sie gerade mit schulterbreit gegrätschten Beinen. Die Füße sind leicht
auswärts gedreht, die Arme hoch über den
Kopf gestreckt, die Handflächen zeigen
nach unten. Atmen Sie ein.

B   Lassen Sie die Arme nach unten schwingen, so daß sich Ihre Hände vor dem Bauch
überkreuzen. Beugen Sie die Knie, und stellen Sie sich auf die Zehenspitzen. Atmen Sie
aus.
Wiederholen Sie A und B mindestens eine
Minute lang, und atmen Sie dabei ein und
aus. Finden Sie dabei Ihren eigenen Rhythmus.

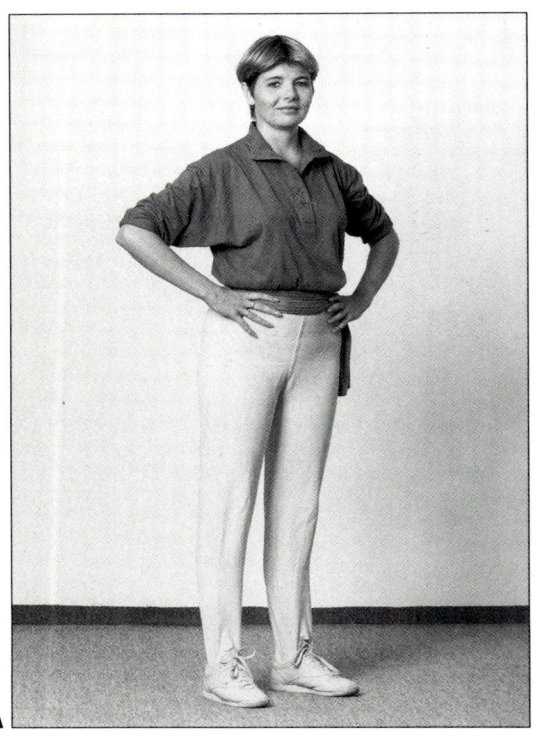
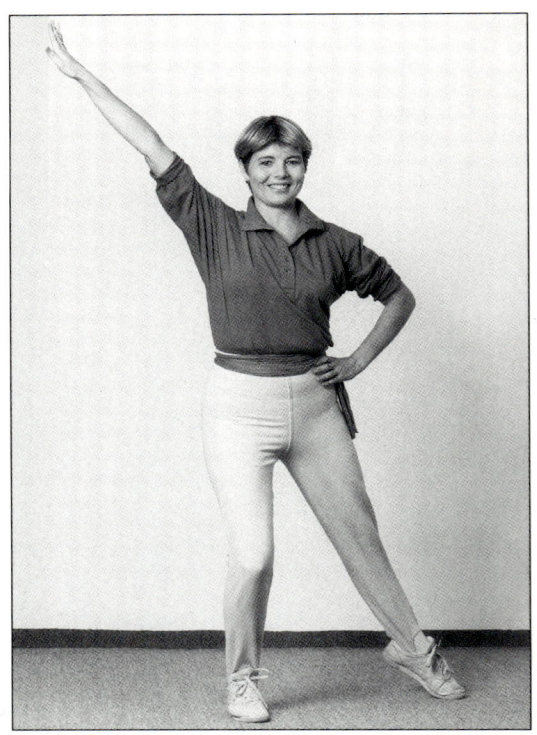

A

B

Aufwärmen 2

A Stehen Sie gerade mit leicht gespreizten Beinen, die Hände in die Hüften gestemmt.
B Strecken Sie den rechten Arm und das linke Bein in entgegengesetzte Richtungen aus, das rechte Knie ist dabei leicht gebeugt. Atmen Sie ein. Kehren Sie in Ausgangsposition A zurück, und atmen Sie aus.
C Wiederholen Sie mit dem linken Arm und dem rechten Bein. Atmen Sie ein. Kehren Sie zur Ausgangsposition A zurück, und atmen Sie aus.
D Strecken Sie den rechten Arm nach vorne in die Höhe und das linke Bein nach hinten – das rechte Knie ist dabei gebeugt. Atmen Sie ein. Kehren Sie zur Ausgangsposition A zurück, und atmen Sie aus.

E Wiederholen Sie mit dem linken Arm und dem rechten Bein. Atmen Sie ein. Kehren Sie zur Ausgangsposition A zurück, und atmen Sie aus.
Wiederholen Sie die gesamte Übung – gleichmäßig dabei atmend – kraftvoll und rhythmisch mindestens eine Minute lang.

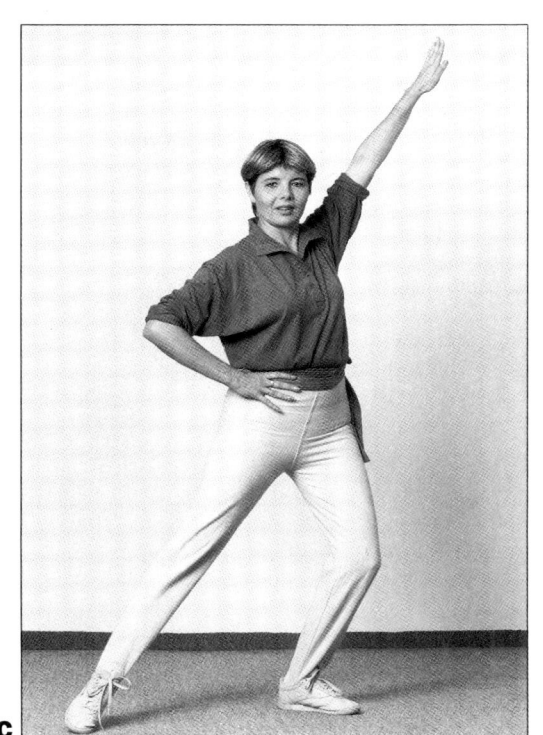

C

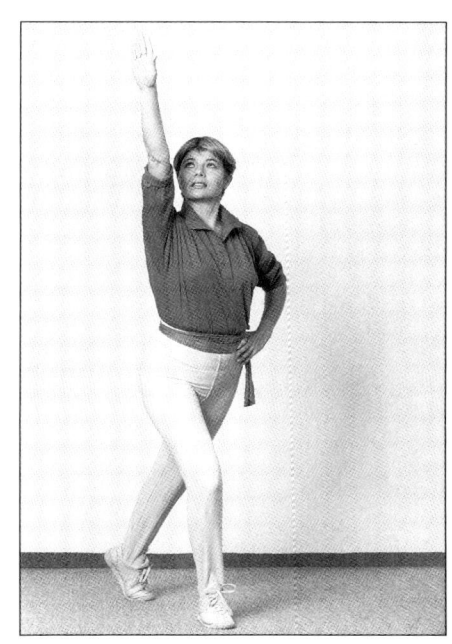

D

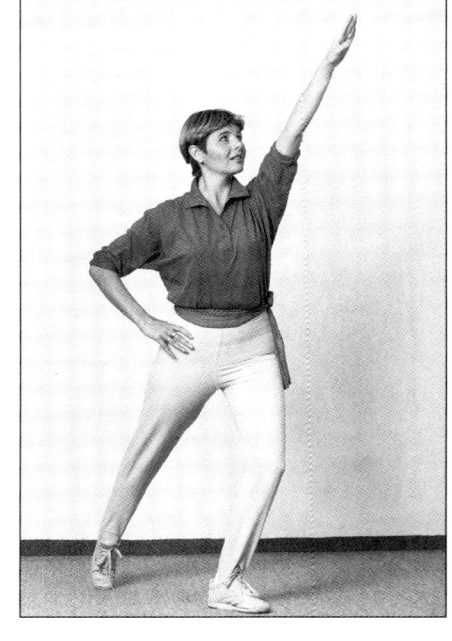

E

Aufwärmen 3

Bei dieser Übung müssen Sie sich vorstellen, Sie stünden auf eine gute Armeslänge entfernt mitten zwischen zwei stabilen Mauern.
A   Stehen Sie gerade mit etwas mehr als schulterbreit gegrätschten Beinen. Die Hände liegen auf den Schultern, die Ellenbogen sind seitlich weggestreckt. Atmen Sie ein.
B   Drehen Sie sich, ohne die Füße zu bewegen, nach rechts. Das vordere Knie wird dabei gebeugt, das hintere Knie bleibt gestreckt. Drücken Sie nun mit Ihrer linken Hand gegen die imaginäre Wand zu Ihrer Rechten. Atmen Sie aus. Kehren Sie zur Ausgangsposition A zurück, und atmen Sie ein.
C   Drehen Sie sich nach links, drücken Sie mit der rechten Hand gegen die Wand zu Ihrer Linken. Atmen Sie aus.
Wiederholen Sie das Wanddrücken zur rechten und zur linken Seite, und zählen Sie dabei jeweils bis vier. Atmen Sie rhythmisch dazu, und führen Sie die Übung mindestens eine Minute aus.

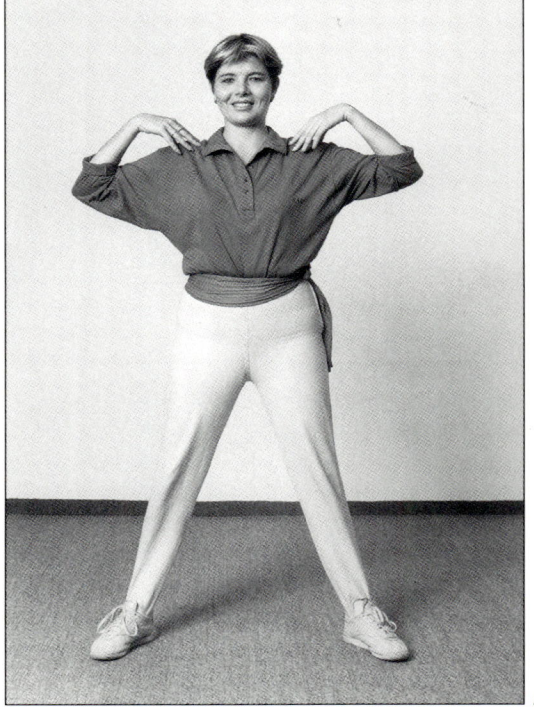

A

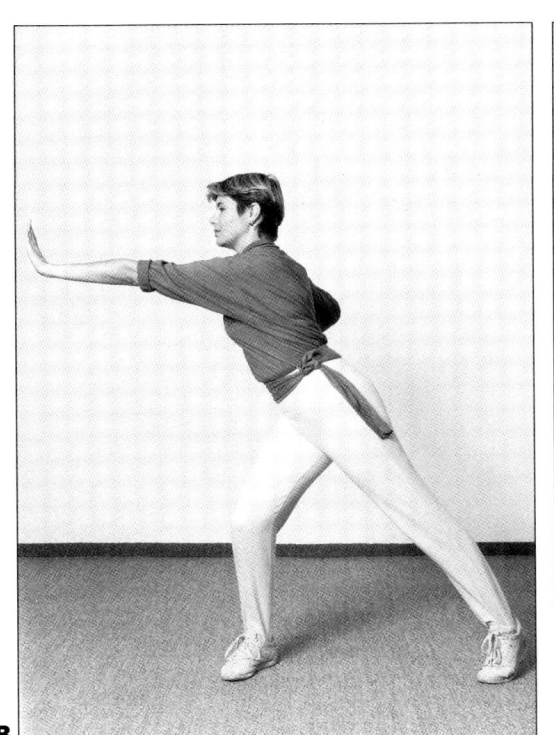

B

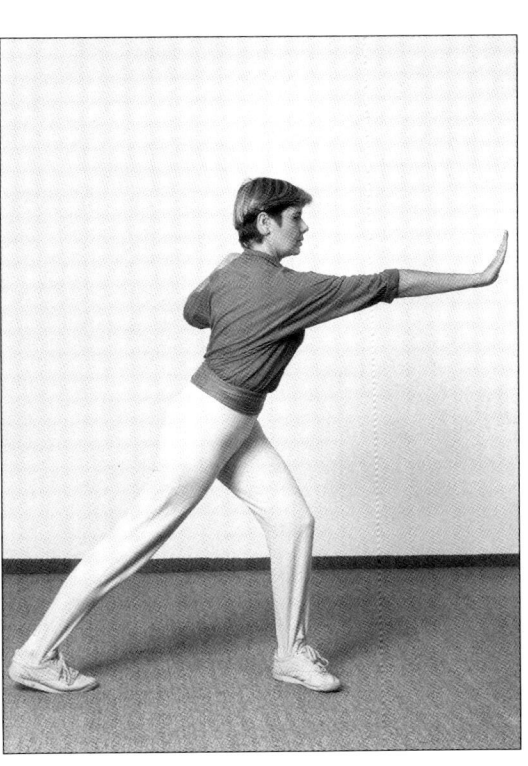

C

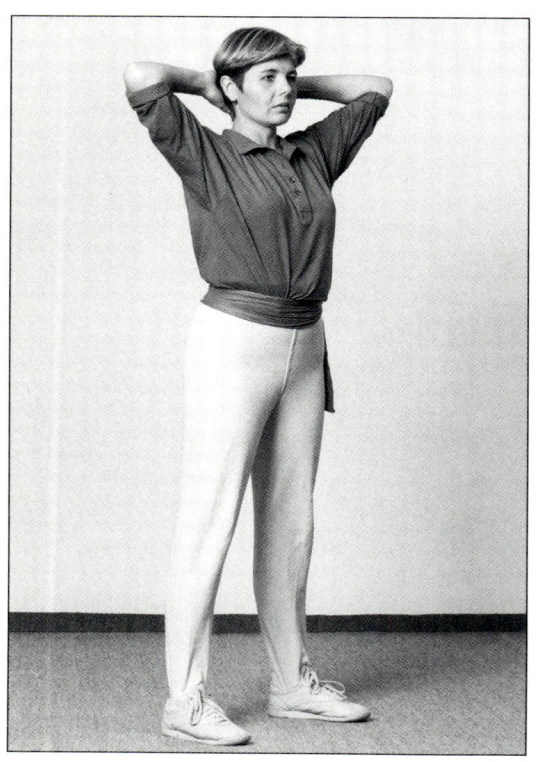

A

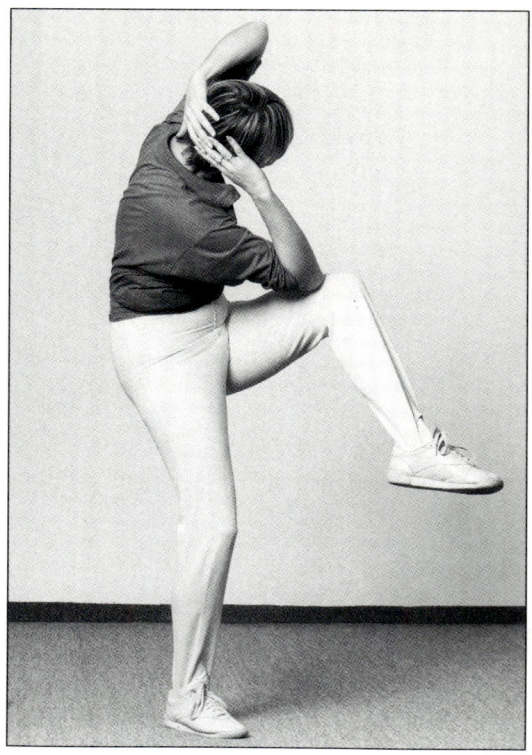

B

Aufwärmen 4

A Stehen Sie gerade mit schulterbreit gegrätschten Beinen. Verschränken Sie die Hände hinter dem Kopf im Nacken, die Ellenbogen sind weit geöffnet. Atmen Sie ein.

B Heben Sie Ihr linkes Knie so weit Sie können, und drehen Sie den Oberkörper so, daß rechter Ellenbogen und gehobenes Knie sich berühren. Und bitte nicht mogeln, indem Sie die Ellenbogen einfach nach innen klappen! Atmen Sie aus. (Ziel der Übung ist es, die Wirbelsäule zu *drehen* und nicht etwa zu krümmen. Berühren sich Knie und Ellenbogen nicht, machen Sie sich nichts daraus. Versuchen Sie dann vor allem nicht, den Rücken zu krümmen – Ihre Drehfähigkeit wird sich mit zunehmender Übung verbessern!) Kehren Sie zur Ausgangsposition A zurück, und atmen Sie ein.

C Heben Sie das rechte Knie, und versuchen Sie es mit dem linken Ellenbogen zu berühren. Atmen Sie aus. Kehren Sie zur Ausgangsposition A zurück, und atmen Sie ein.

D Beugen Sie das linke Knie, so als wollten Sie mit der Ferse das Gesäß berühren, und berühren Sie die Ferse mit der rechten Hand. Atmen Sie aus. Kehren Sie zur Ausgangsposition A zurück, und atmen Sie ein.

E Wiederholen Sie, so daß Sie mit der linken Hand die rechte Ferse berühren. Atmen Sie aus. Kehren Sie zur Ausgangsposition A zurück, und atmen Sie ein.
Wiederholen Sie die gesamte Übungseinheit, die insgesamt mindestens eine Minute dauern sollte.

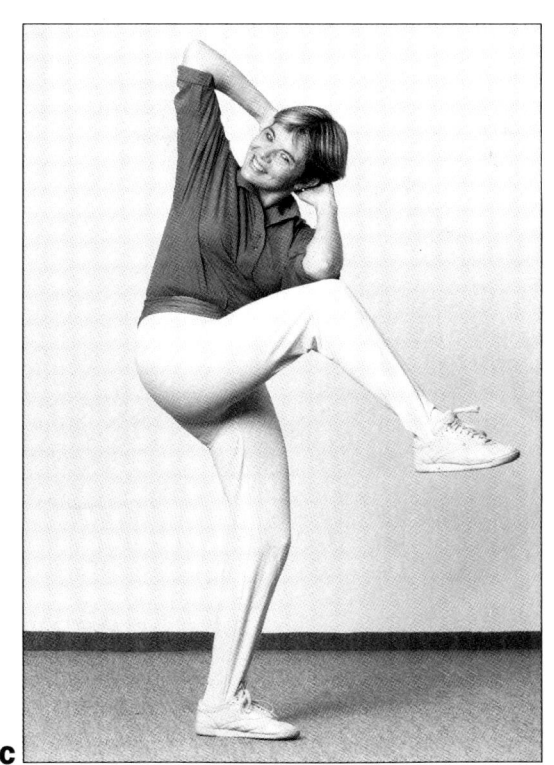

C

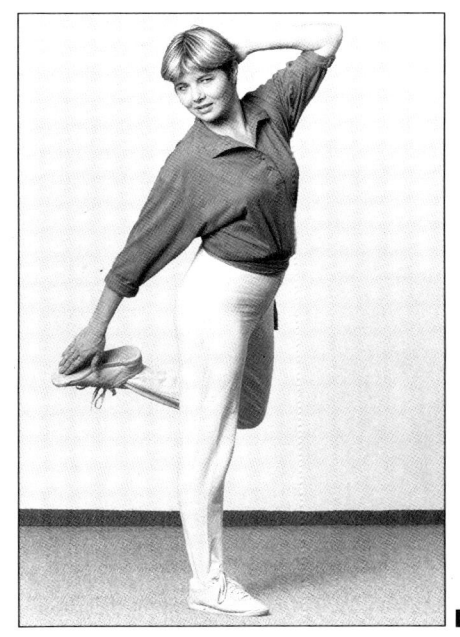

D

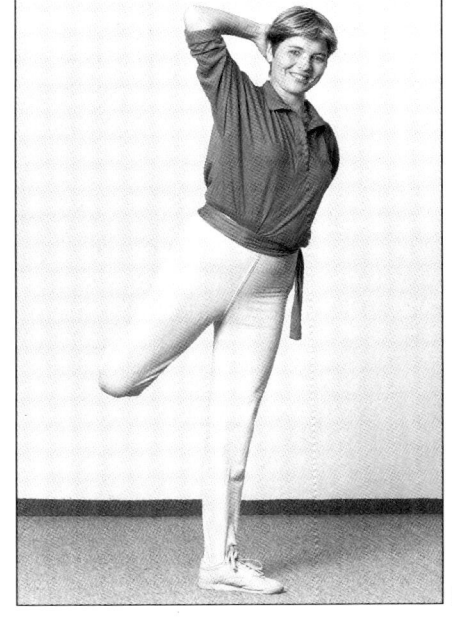

E

Aufwärmen 5

A   Joggen Sie gemächlich auf der Stelle,
die Arme liegen locker am Körper, die Fersen haben bei jedem Schritt Bodenkontakt.
Joggen Sie eine Minute lang, und atmen Sie
dabei möglichst natürlich. Klappt das gut,
machen Sie mit B weiter. Kommen Sie dabei
jedoch stark außer Atem, brechen Sie ab
und überprüfen Ihren Puls.
B   Laufen Sie auf der Stelle, indem Sie jetzt
die Knie höher heben. Ihre Ellenbogen sollten dabei leicht gebeugt, die Hände leicht
zur Faust geballt sein. Achten Sie darauf,
daß Ihre Fersen bei jedem Schritt Bodenkontakt haben. Laufen Sie so eine Minute
lang. Fällt Ihnen das relativ leicht, machen
Sie zwei Minuten voll.
C   Verringern Sie die Geschwindigkeit und
den Grad der Anstrengung, und kehren Sie
für 30 Sekunden zum gemächlichen Joggen
zurück, um dann noch etwa 15 Sekunden
im Raum hin und her zu gehen.
Pausieren Sie. Beine ausschlagen und tief
atmen, bevor Sie zu den Dehn-/Beweglich-
keitsübungen übergehen.

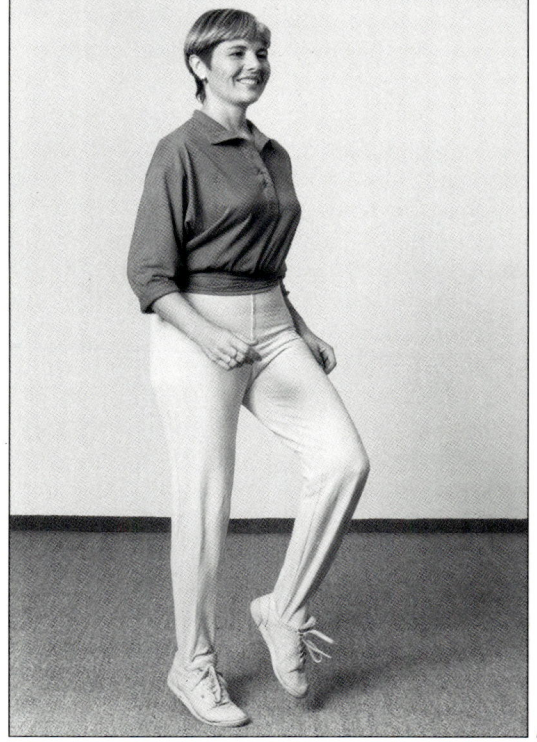

A

B 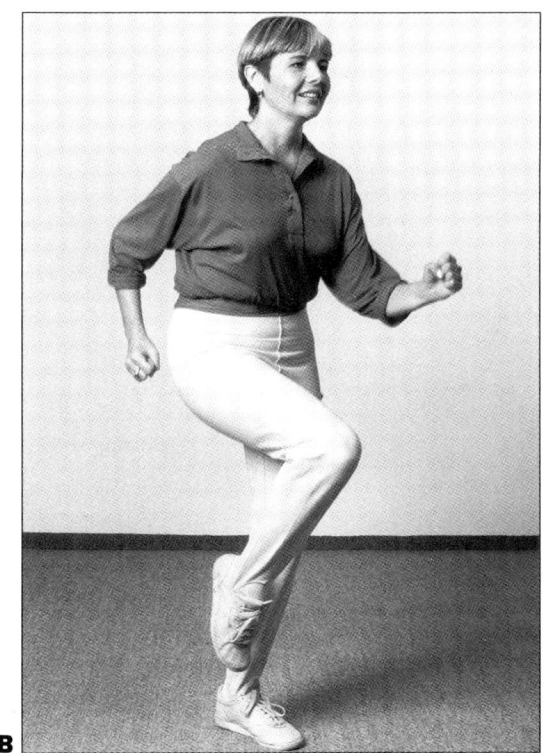 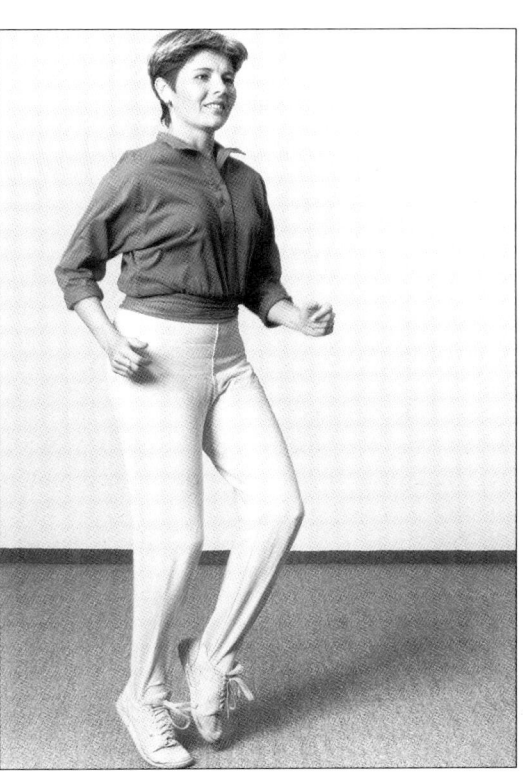 **C**

Dehn-/Beweglichkeitsübungen

Die Muskeln arbeiten am besten, wenn Muskelansatz und -ende weit voneinander entfernt sind. Sie können aber verletzt werden, wenn sie zuvor nicht richtig aufgewärmt und gedehnt werden. Aus diesem Grund sind Dehnübungen auch fester Bestandteil jeder Trainings-Vorbereitungsphase. Durch Dehnübungen werden Muskeln und Bindegewebe geschmeidiger gemacht und der Bewegungsspielraum der Gelenke erhöht.

Die in diesem Abschnitt vorgestellten langsamen und kurz gehaltenen Dehnungen verlängern die Muskeln, ohne dabei die Grenzen ihrer Dehnbarkeit zu überschreiten. Dehnen Sie nie schnell oder mit Gewalt – arbeiten Sie nie mit pumpenden oder federnden Bewegungen, um noch mehr aus der Dehnung herauszuholen! Hierbei nämlich spannen sich Ihre Muskeln automatisch an, um sich und die Gelenke vor Verletzungen zu bewahren.

Führen Sie also Dehnübungen immer langsam aus, und konzentrieren Sie sich dabei jeweils auf die Muskeln und Gelenke, die Sie gerade ausarbeiten wollen. Stellen Sie sich bildlich vor, wie sich eine Muskelgruppe verlängert, während sich eine andere dabei verkürzt. Ihr restlicher Körper sollte so entspannt wie eben möglich sein. Atmen Sie ganz natürlich, und halten Sie nicht die Luft an, wenn Sie die maximale Dehnung erreicht haben. Wenn Sie ganz ruhig weiteratmen, werden Sie möglicherweise feststellen, daß Sie die Dehnung sogar noch ein wenig verstärken können.

Versuchen Sie, jede Dehnung ein paar Sekunden lang zu halten. Nach ein paarmal Dehnen und Halten wird sich wahrscheinlich ein äußerst angenehmes Wärmegefühl breitmachen – das ist gut so.

Ein Hauptaugenmerk wird in diesem Abschnitt auch auf den Gleichgewichtssinn gerichtet. Auf einem Bein zu stehen, und das im Fersenstand oder auf den Zehenspitzen, kräftigt nicht nur die Muskeln, sondern verbessert auch Ihre Fähigkeit, Ihr Körpergewicht schnell zu verlagern, was im Ernstfall sehr wichtig ist.

Mangelnde Beweglichkeit, langsame Reaktionen und ein schlechtes Koordinationsvermögen sind oft – und das auch bei jungen Leuten – Unfallursache.

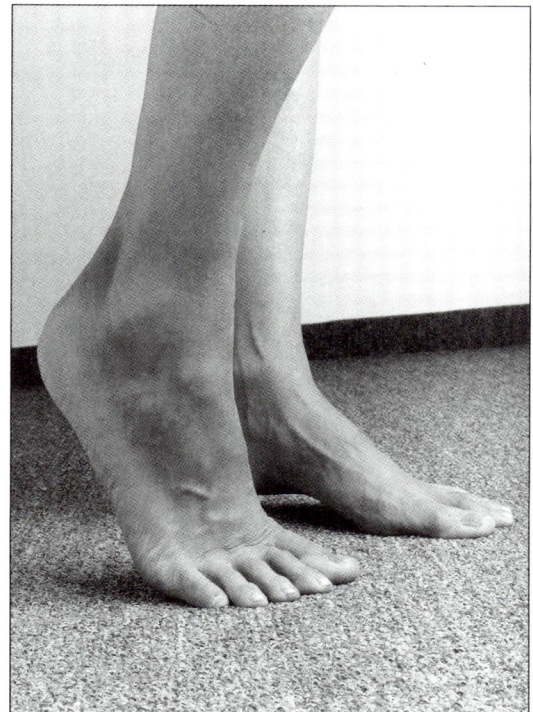
A

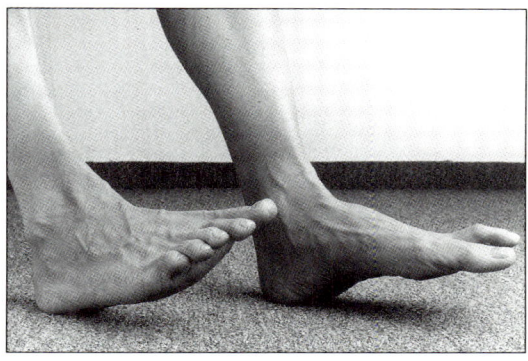
B

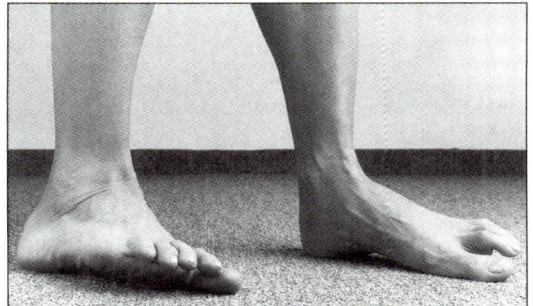
C

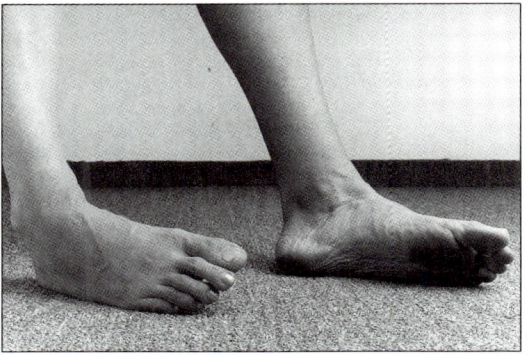
D

Dehnen 1

Füße

Absolvieren Sie diese Übungen am besten barfuß – Schuhe würden Ihre Bewegungsfreiheit nur einschränken.

A Gehen Sie 20 bis 30 Schritte auf den Zehenspitzen vorwärts, dann rückwärts.

B Gehen Sie auf den Fersen vor- und rückwärts.

C Gehen Sie auf den Fußinnenseiten vor- und rückwärts.

D Gehen Sie auf den Fußaußenseiten vor- und rückwärts.

Dehnen 2

Knöchel

Für diese Übung stellen Sie sich am besten
vor einen Stuhl oder Tisch. Stützen Sie sich
aber nur dann ab, wenn Sie das Gleichgewicht verlieren. Sobald Sie Ihr Gleichgewicht wiedererlangt haben, lassen Sie wieder
los.

A Sie stehen auf einem Bein, heben das
andere und drehen den Fuß so, daß die
Großzehe nach innen zeigt – das gehobene
Knie wird dabei möglichst ruhig
gehalten.

B Lassen Sie die Großzehe nun nach
außen zeigen.

C Lassen Sie die Großzehe nach oben
zeigen.

Ziehen Sie nun – erst im Uhrzeigersinn,
dann gegenläufig – möglichst weite,
imaginäre Kreise mit Ihrer Zehe.
Wiederholen Sie die gesamte Übung auf
dem anderen Bein.

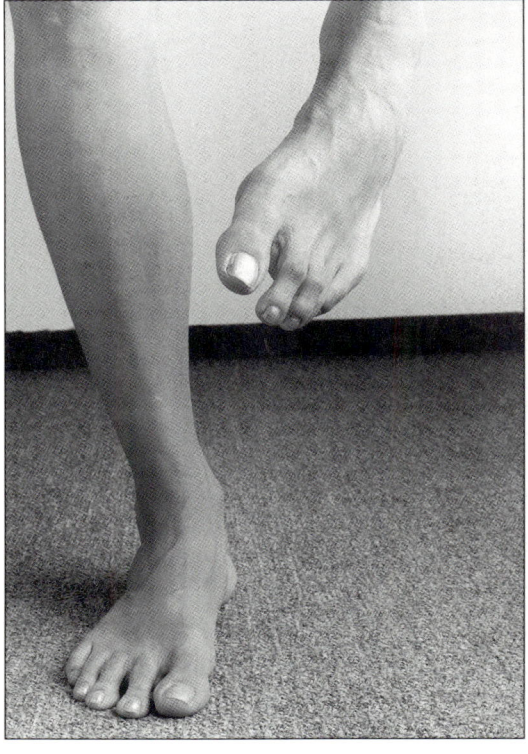

A

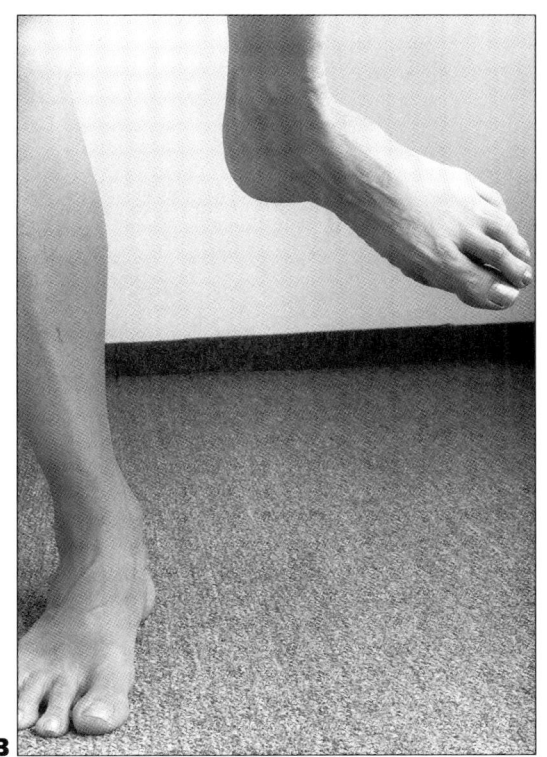

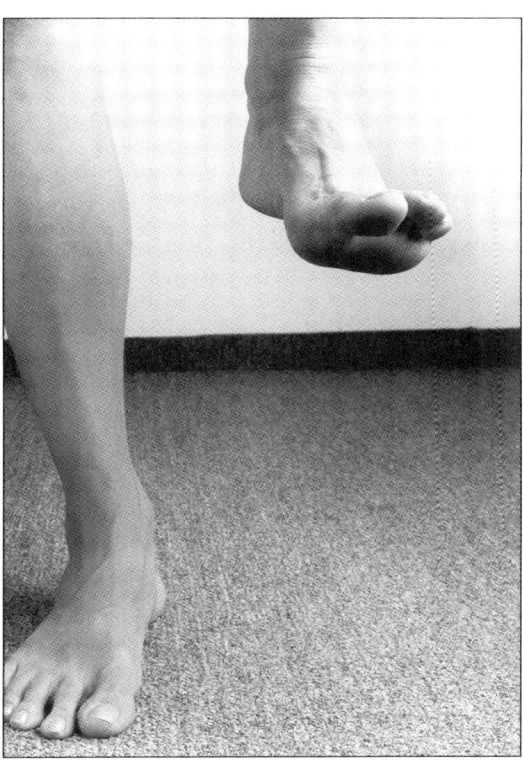

Dehnen 3

Oberschenkel

Stehen Sie vor einem Stuhl, die rechte Hand
in die Hüfte gestemmt. Die linke Hand ruht
sanft auf der Stuhllehne, um das Gleichgewicht zu halten.

A   Heben Sie das rechte Knie auf Taillenhöhe.

B   Schwenken Sie das Bein nach außen.

C   Bringen Sie die Ferse zum Gesäß hoch –
stellen Sie sich vor, der Fuß würde zur Decke
hochgezogen werden.

Ziehen Sie nun mit Ihrem Knie imaginäre
Kreise – erst in die eine, dann in die andere
Richtung. Je größer die Kreise sind, desto
besser.

Wiederholen Sie auf dem anderen Bein.

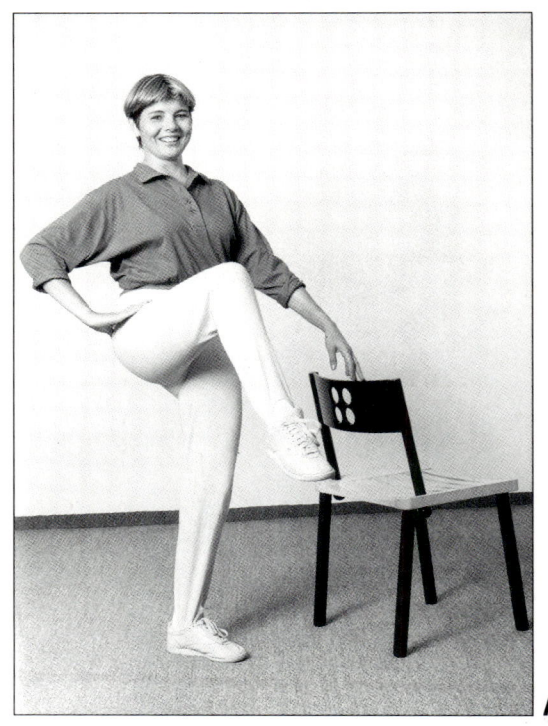

A

Dehnen 4

Hände

A   Ballen Sie beide Hände zu Fäusten, und
halten Sie so ein paar Sekunden.

B   Spreizen Sie die Finger möglichst weit
auseinander, und halten Sie so ein paar
Sekunden.

Denken Sie an Ihre Atmung! Wiederholen
Sie A und B 10mal.

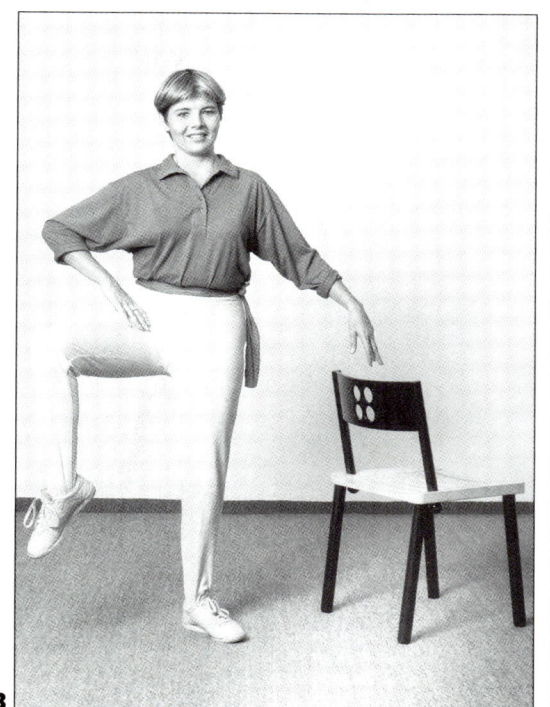

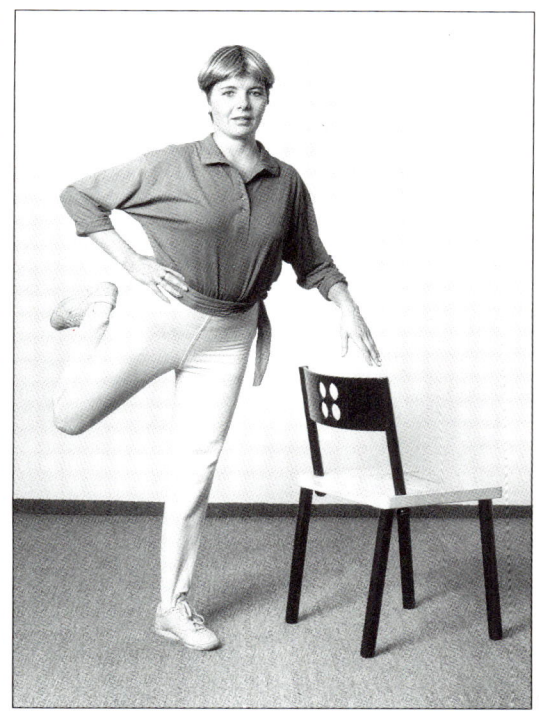

B

C

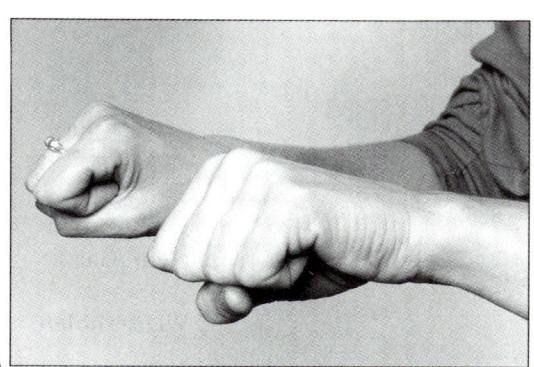

A

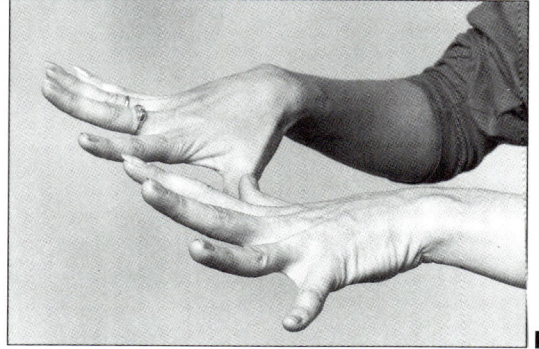

B

Übungsprogramm

Dehnen 5

Handgelenke

A Halten Sie die Ellenbogen gebeugt, aber ruhig, und drücken Sie die Finger möglichst weit nach unten. Halten Sie ein paar Sekunden.

B Drücken Sie die Finger möglichst weit nach innen, und halten Sie kurz.

C Drücken Sie die Finger möglichst weit nach oben, und halten Sie kurz.

Ziehen Sie nun – Ellenbogen und Unterarme werden weiterhin möglichst ruhig gehalten – mit Ihren Fingern erst in die eine, dann in die andere Richtung imaginäre Kreise.

Wiederholen Sie 8mal in jede Richtung. Stellen Sie einen deutlichen Unterschied fest, dann konzentrieren Sie sich auf das Handgelenk, das am steifsten zu sein scheint.

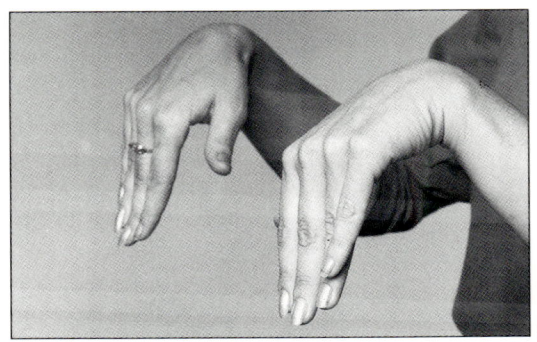
A

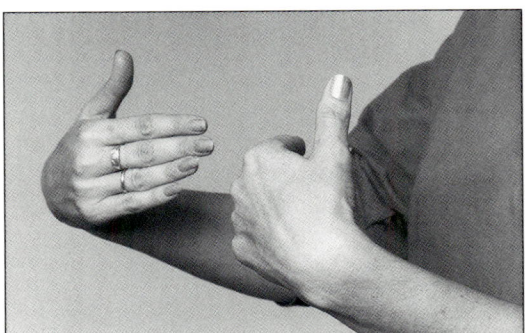
B

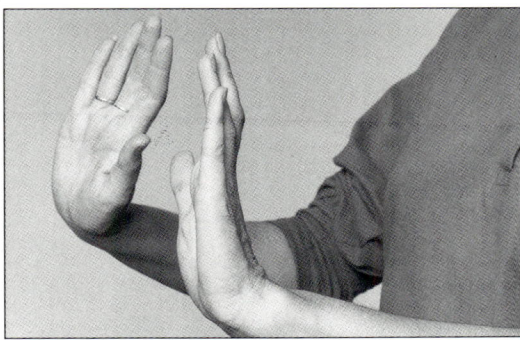
C

Dehnen 6

Schultern
A Stehen Sie gerade, die Arme über dem Kopf, die linke Hand hält den rechten Ellenbogen.
B Gleiten Sie nun mit Ihrer rechten Hand sanft immer weiter den Rücken hinunter, während die linke Hand den rechten Ellenbogen zurückdrückt. Kehren Sie zur Ausgangsposition A zurück.
Wiederholen Sie 10mal mit jeder Hand.

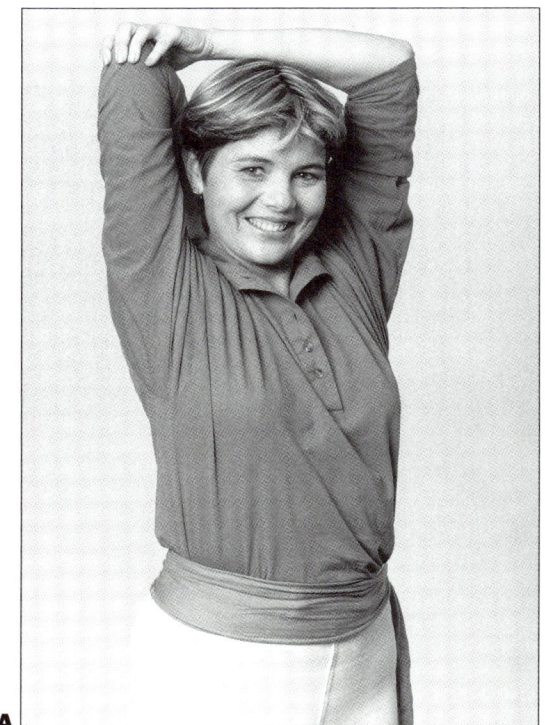

A

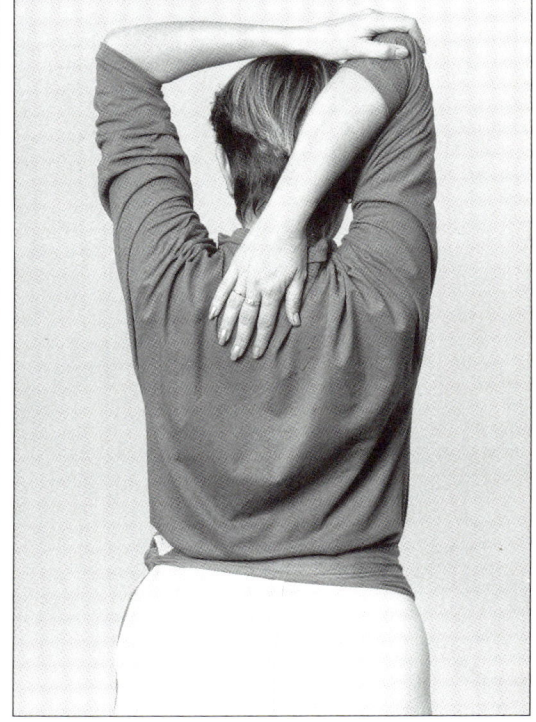

B

Dehnen 7

Schultern

A Sitzen Sie mit geradem Rücken und leicht gegrätschten Beinen auf einem Stuhl, die Hände sind hinter der Rückenlehne ineinander verschränkt.

B Sie strecken die Arme hinter sich aus und heben sie so hoch, wie es Ihnen noch angenehm ist. Lassen Sie Nacken und Oberkörper dabei leicht nach vorne sinken. Halten Sie ein paar Sekunden. Entspannen Sie die Arme, und kehren Sie zur Ausgangsposition zurück.
Wiederholen Sie 10mal.

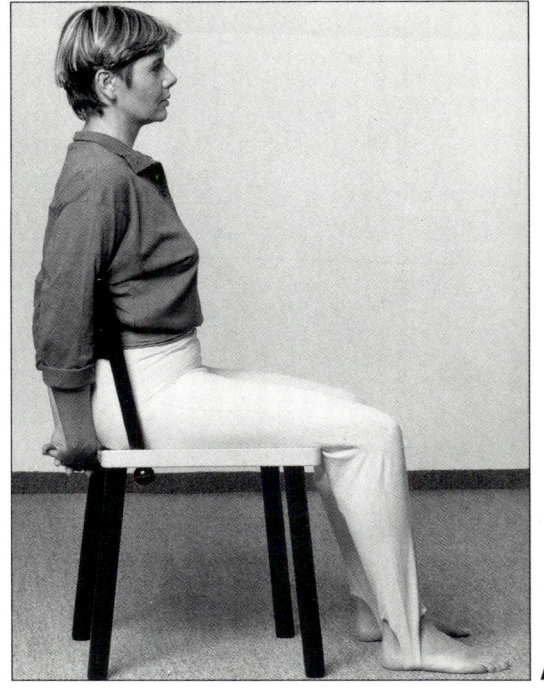

A

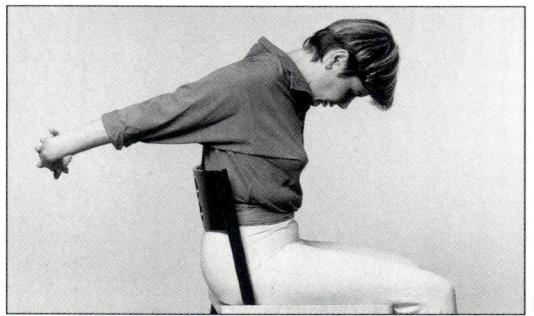

B

Dehnen 8

Nacken

Diese Übung im Sitzen oder im Stehen ausführen und langsam und ohne Gewalt – allein mit dem Gewicht des Kopfes lassen sich die Muskeln an Nackenseite und -rücken ausreichend dehnen. Halten Sie jede Position lang genug, um Spannung freizusetzen. Rollen Sie Ihren Kopf nicht nach hinten!

A Ausgangsposition: Kopf gerade, Kinn waagerecht.

B Beugen Sie Ihren Kopf zur Seite, als wenn Sie mit dem linken Ohr die linke Schulter berühren wollten.

C Lassen Sie den Kopf nach vorn rollen.

D Lassen Sie den Kopf zur rechten Schulter rollen, als wollten Sie sie mit dem rechten Ohr berühren. Zurück zur Ausgangsposition A.
Wiederholen Sie 5mal von links nach rechts und 5mal von rechts nach links.

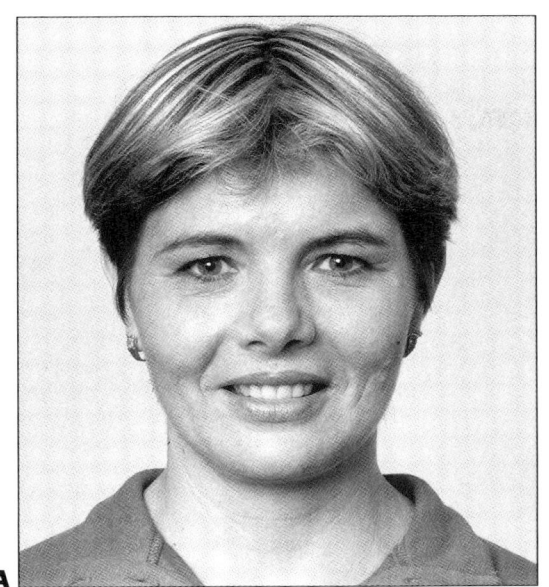

A

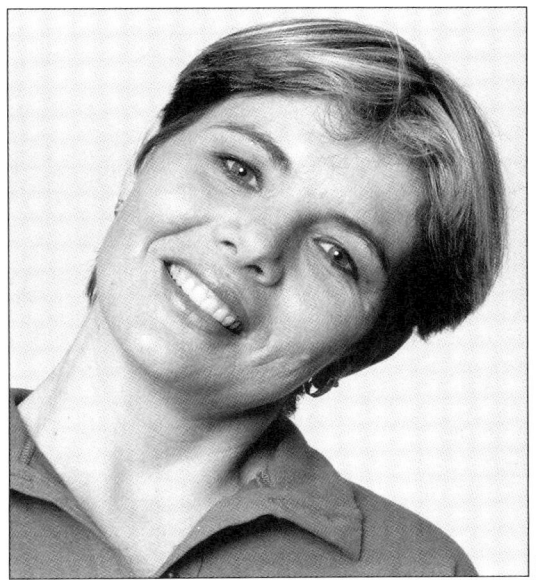

B

C

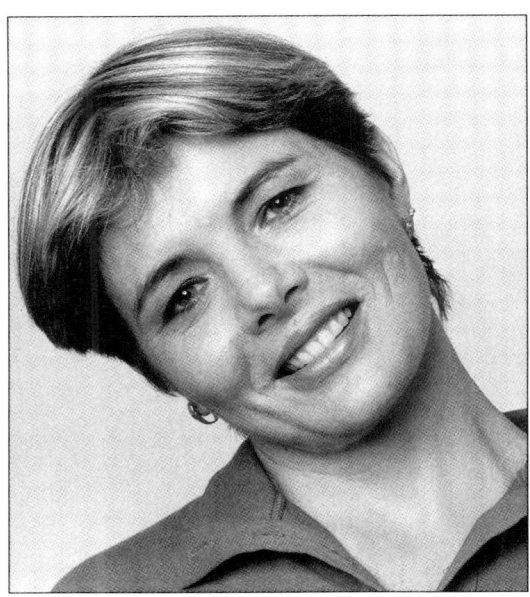

D

Dehnen 9

Nacken

Diese Übung kann im Sitzen oder im Stehen ausgeführt werden.

A Ausgangsposition: Kopf gerade, Kinn waagerecht.

B Drehen Sie Ihren Kopf, ohne dabei die Schultern zu bewegen, langsam nach rechts, schauen Sie über die rechte Schulter.

C Drehen Sie den Kopf langsam nach links, schauen Sie über die linke Schulter. Wiederholen Sie die gesamte Übung, bis sich der Nacken locker und entspannt anfühlt.

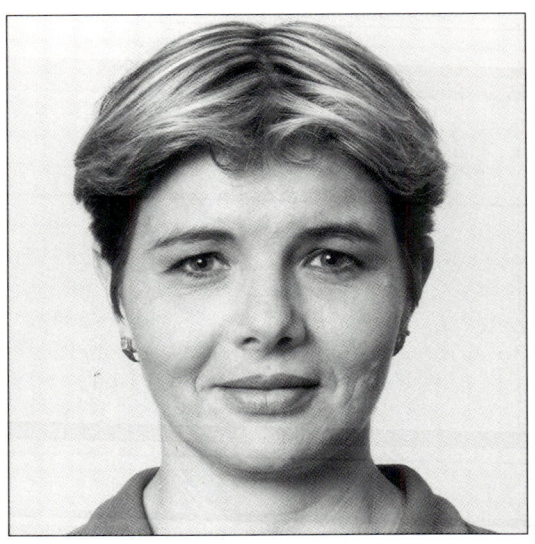

A

Dehnen 10

Taille

A Stehen Sie mit schulterbreit gegrätschten Beinen gerade, Füße parallel zueinander, die Hände in die Hüften gestemmt.

B Kippen Sie das Becken nach hinten, ziehen Sie den Bauch ein, und pressen Sie die Pobacken zusammen. Zurück zur Startposition A und entspannen.

Wiederholen Sie die Übung 10mal.

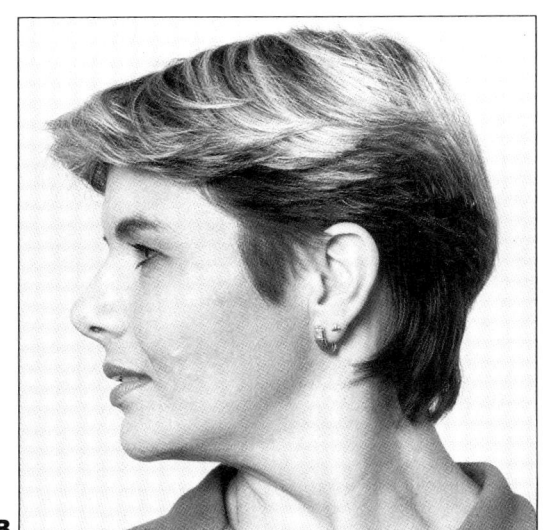

B

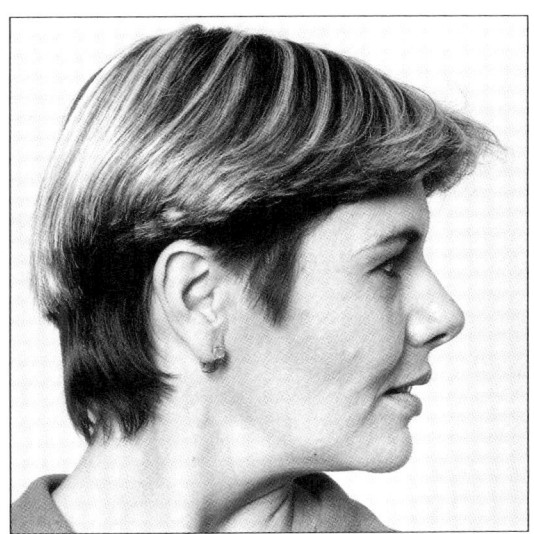

C

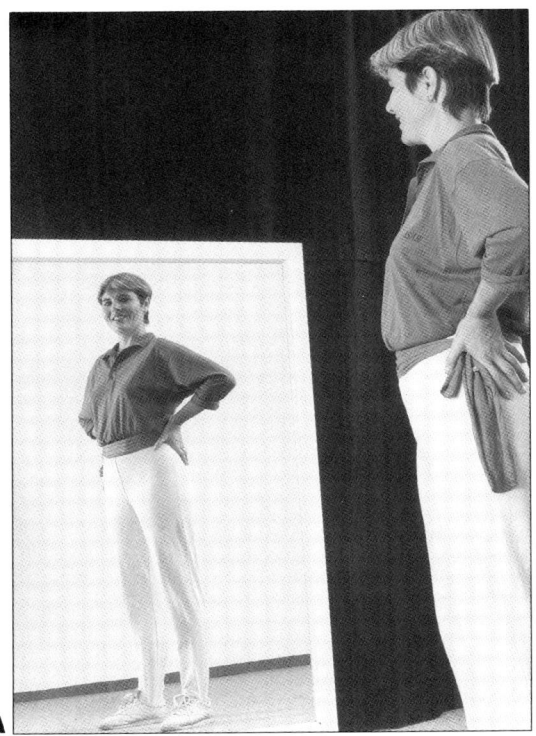

A

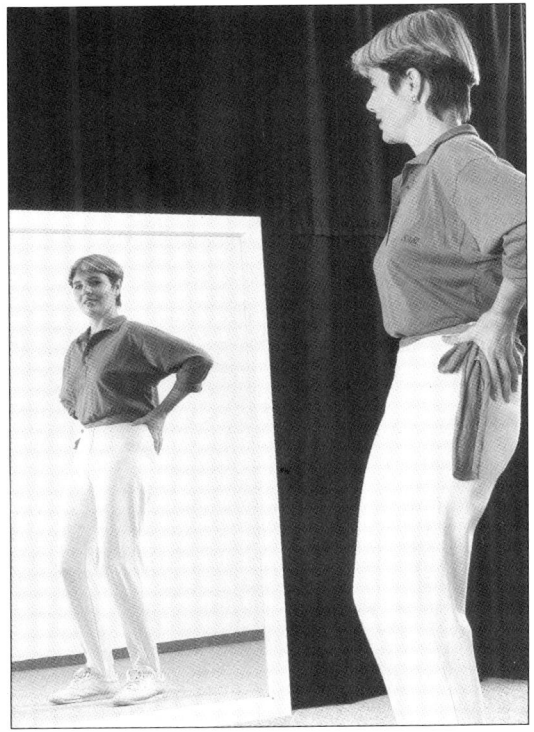

B

Dehnen 11

Taille

A Stehen Sie mit schulterbreit gegrätschten Beinen und parallel zueinander stehen-
den Füßen gerade. Strecken Sie die Arme
mit ineinander verschränkten Händen gerade
vor sich aus.

B Drehen Sie nun, ohne die Füße zu bewegen, Schultern, Arme und Nacken in einer
einzigen Bewegung nach rechts. Damit erzielen Sie eine gute Drehung in der Taille.
Halten Sie ein paar Sekunden und atmen
dabei natürlich weiter.

C Drehen Sie sich nun, mit leicht gebeug-
ten Knien, noch weiter nach rechts. Halten
Sie kurz, und atmen Sie dabei natürlich wei-
ter. Zurück zur Ausgangsposition A und zur
anderen Seite hin wiederholen.
Vergleichen Sie die Links- mit der Rechts-
drehung – wahrscheinlich fällt Ihnen eine
Seite leichter als die andere. Konzentrieren
Sie sich auf die bewegungseingeschränkte
Seite.

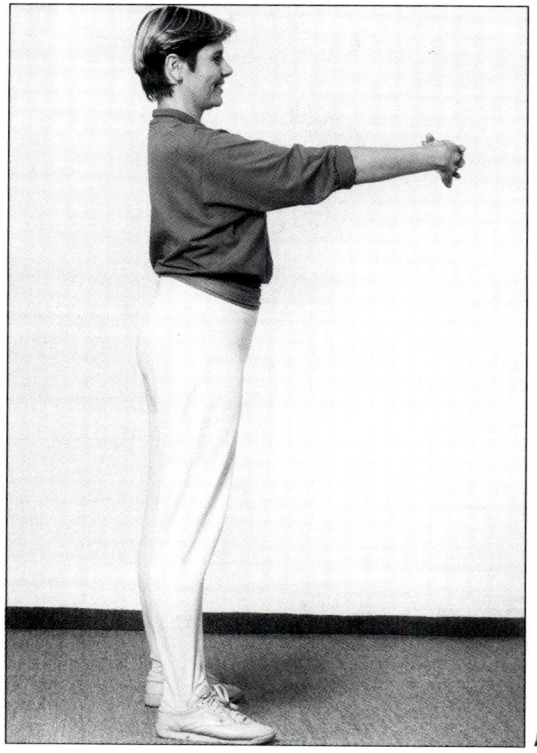

A

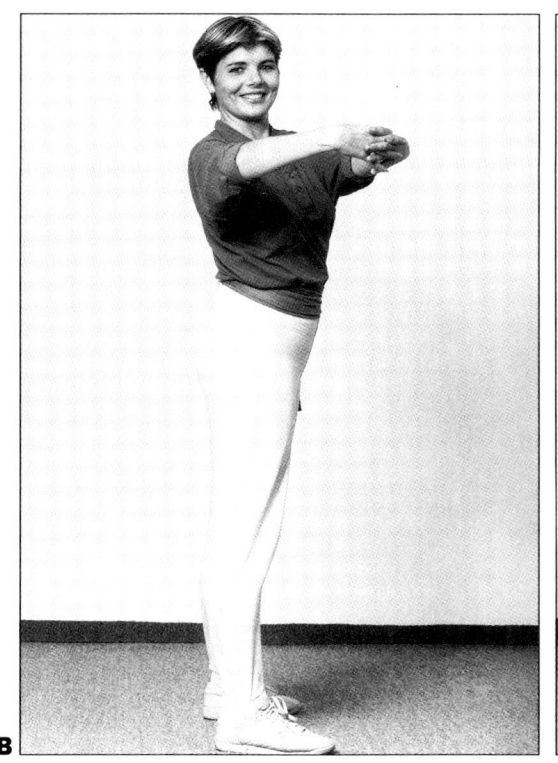

B

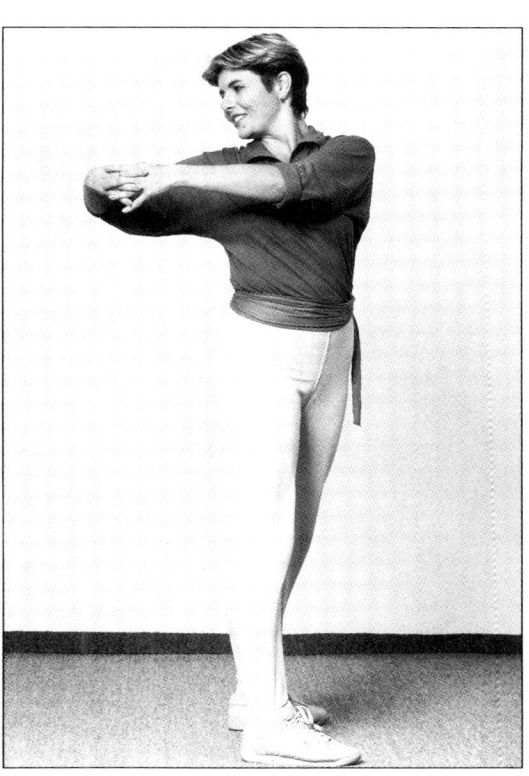

C

Dehnen 12

Allgemein

A   Sie stehen Rücken an Rücken mit Ihrem Partner – die Füße schulterbreit gegrätscht, die Arme seitwärts ausgestreckt – und halten die Hände Ihres Partners. Lassen Sie seine Hände während der gesamten Übung nicht los!

B   Halten Sie die Arme so gerade wie möglich, und heben Sie, ohne die Füße zu bewegen, einen Arm über den Kopf. Drehen Sie dabei den Oberkörper nach vorne, und lassen Sie den anderen Arm zwischen sich nach unten durchschwingen.

C   Beugen Sie die Knie leicht – die Ferse darf sich dabei vom Boden heben –, und lassen Sie die Arme weiter kreisen, bis Sie mit Ihrem Partner Brust an Brust stehen. Halten Sie diese Position ein paar Sekunden, und lachen Sie Ihren Partner an!

D   Lassen Sie Ihre Arme zur Position B zurückschwingen.

E   Kreisen Sie zur Ausgangsposition A zurück, und wiederholen Sie die Übungseinheit zur anderen Seite hin.
Wiederholen Sie ganz sachte 10mal zu jeder Seite hin. Bei dieser Übung müssen Sie und Ihr Partner Ihre Bewegungen aufeinander abstimmen.

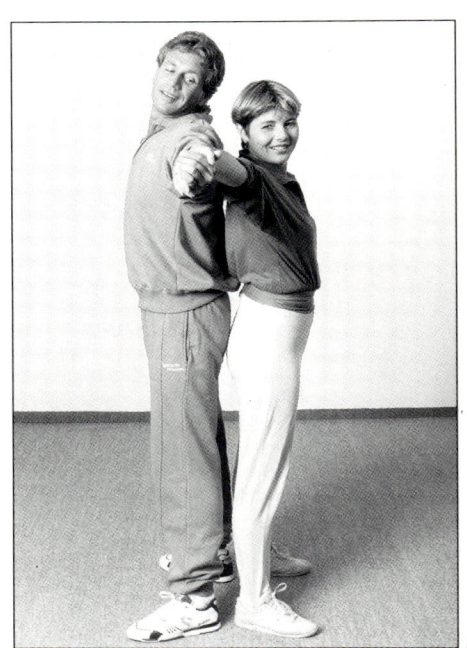

A

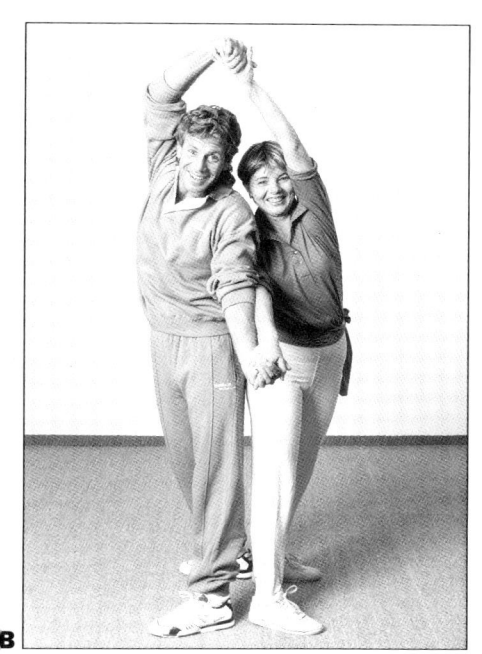

B

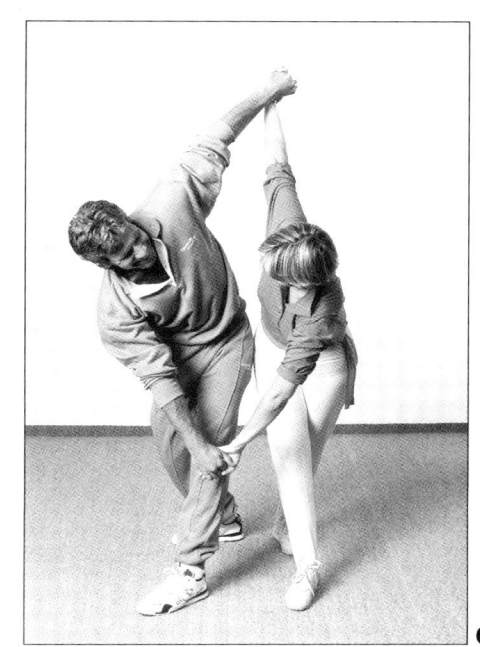

C

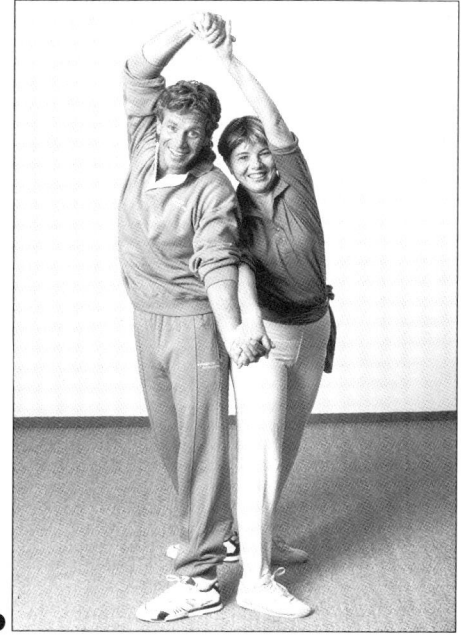

D

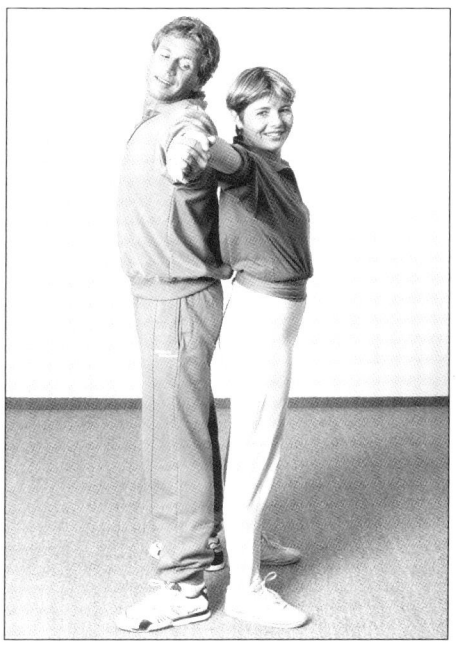

E

Knochenkräftigungsübungen

Hiermit sind wir beim Kernstück unserer Osteoporose-Gymnastik angelangt. Die nun folgenden Übungen sollen jene Knochen belasten und damit kräftigen, die bei Osteoporosebefall am stärksten bruchgefährdet sind: die Wirbelkörper, den Femur (Oberschenkelknochen) und den Radius (der auf der Daumenseite liegende Unterarmknochen, auch Speiche genannt). Wo diese Knochen genau lokalisiert sind, ist auf Seite 117 illustriert.

Wie die Jerusalem-Studie zeigt (auf Seite 136 können Sie nachlesen, wie die Studie durchgeführt wurde und welche Ergebnisse damit erzielt wurden), muß die Belastung vielseitig, relativ ungewohnt und schnell sowie wiederholt angewandt werden, um wirksam Knochenmasse aufzubauen. Anders ausgedrückt: Osteoporose kann nur mit solchen Übungen wirksam bekämpft bzw. ihr vorgebeugt werden, die die Knochen in einer nicht alltäglichen Form beugen, dehnen, drehen und komprimieren. Deshalb können Gehen und Joggen, so nützlich sie auch für Herz-Kreislauf sind, nicht viel gegen eine Osteoporose ausrichten – sie komprimieren lediglich auf herkömmliche Art und Weise die Knochen in den Beinen und in der Wirbelsäule. So werden Sie in diesem Buch auch keine Kräftigungsübungen zur Druckbeanspruchung für Wirbelsäule und Femur finden. Was die Knochen wirklich brauchen, damit der Anbau neuer Knochenmasse stimuliert wird, sind neue mechanische Impulse. Und die nun folgenden Übungen enthalten jede Menge solcher neuen Impulse.

Die Übungen sind – nach der Grundhaltung – in fünf Kategorien unterteilt: im Stehen, auf dem Stuhl Sitzen, auf allen vieren Knien, auf dem Boden Sitzen und auf dem Boden Liegen. Alle vier Grundhaltungen bieten die Möglichkeit, spezielle Muskeln und damit Knochen auf ungewohnte Art und Weise zu beanspruchen.

Jede der fünf Übungskategorien beginnt mit einfachen Übungen und steigert den Schweregrad der Übungen fortlaufend. Beginnen Sie deshalb am besten mit den ersten zwei oder drei Übungen jeder Kategorie.

Die Zahl der Wiederholungen ist wichtig – aus der Jerusalem-Studie geht hervor, daß lediglich eine während des Trainings mehrmals wiederholte Belastung knochenwirksam werden kann. Steigern Sie hier jedoch nur langsam.

Ebenso wichtig ist die Übungsvielfalt. Konzentrieren Sie sich nicht nur auf einen Knochen, sondern trainieren Sie während jeder Sitzung gleichermaßen Wirbelsäule, Radius und Femur. Und wenn Sie feststellen, daß eine Körperseite stärker bewegungseingeschränkt ist als die andere, dann wenden Sie sich dieser Seite verstärkt zu.

Üben Sie anfangs etwa fünf Minuten pro Sitzung, und steigern Sie sich dann allmählich auf 15 bis 20 Minuten. Geraten Sie außer Atem, dann machen Sie einfach etwas langsamer, und versuchen Sie, tiefer und gleichmäßiger zu atmen. Überprüfen Sie Ihren Puls, um sicherzustellen, daß Sie Ihre maximale Herzfrequenz nicht übersteigen.

Knochen kräftigen

Im Stehen

Denken Sie während dieser Übungen an Ihre Haltung: der Nacken gerade, das Kinn weder nach oben noch nach unten gedrückt, das Schlüsselbein gehoben, der Bauch eingezogen, das Becken nach hinten gekippt, das Steißbein nach unten gedrückt, die Knie nur ganz leicht gebeugt, der Schwerpunkt liegt im Bereich zwischen Ferse und Zehen ...

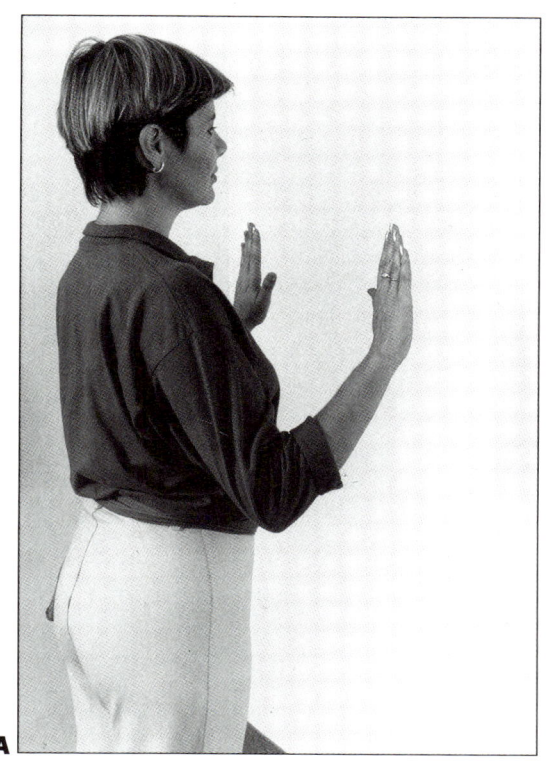

A

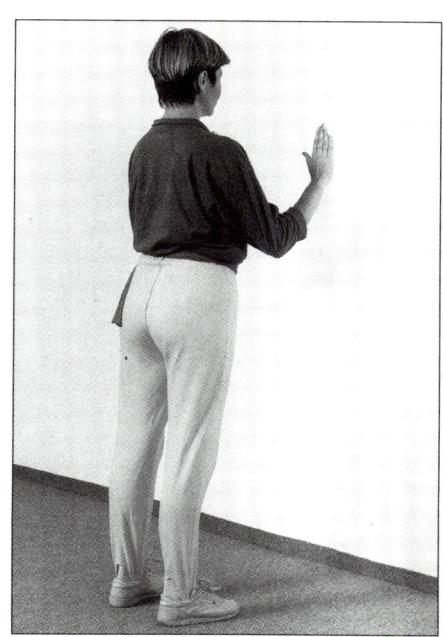

B

Knochen kräftigen 1

Kompression und Beugen der Unterarme

A Stehen Sie mit dem Gesicht zur Wand, die Zehen stehen etwa 50 cm davon entfernt. Heben Sie die Handflächen in Schulterhöhe auf etwa halbem Weg zwischen Brust und Wand.

B Lassen Sie sich gegen die Wand fallen – Beine und Körper bilden ein gerade Linie –, fangen Sie Ihr Gewicht dabei mit den Händen ab. Drücken Sie sich in die Ausgangsposition A zurück.

C Sind Sie damit gut zurechtgekommen, wiederholen Sie. Stellen Sie sich nun etwas weiter von der Wand entfernt auf. Wiederholen Sie die Übung 10mal.

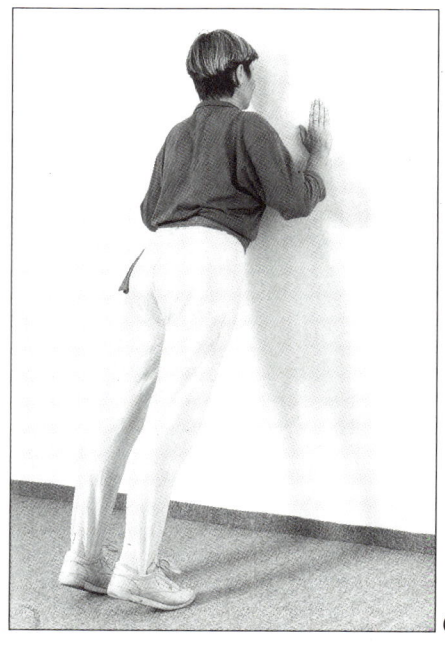

C

Knochen kräftigen 2

Strecken der Unterarme

A　Stehen Sie dicht mit dem Gesicht an der Sprossenwand, die Hände um die Sprosse direkt unter Schulterniveau gelegt.

B　Lassen Sie sich von der Sprossenwand auf Armeslänge zurückfallen – Beine und Körper bilden dabei eine gerade Linie. Ziehen Sie sich in die Ausgangsposition A zurück.

Wiederholen Sie 10mal.

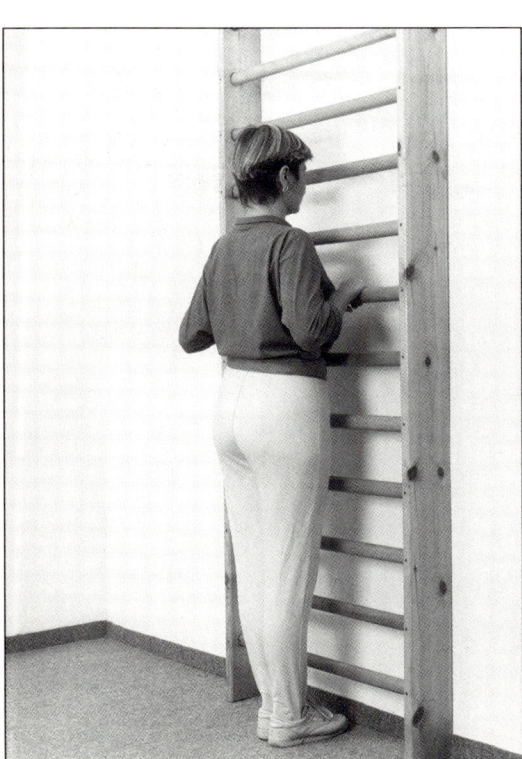

A

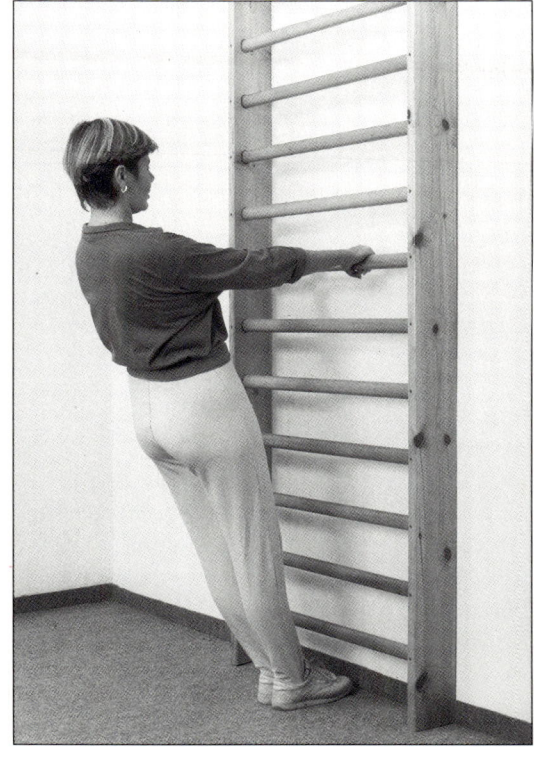

Knochen kräftigen 3

Strecken und Beugen der Wirbelsäule, Strecken der Unterarme

A   Stehen Sie Ihrem Partner gegenüber, die Füße parallel zueinander, Beine schulterbreit gegrätscht. Ihr Partner hält Sie an den Handgelenken fest – er selber steht im Ausfallschritt. Während Sie die Knie beugen, den Rücken krümmen, das Becken nach hinten kippen und den Bauch einziehen, zieht Ihr Partner fest an Ihren Armen. Fühlen Sie, wie Ihre Arme und Wirbelsäule gedehnt werden. Richten Sie sich wieder auf.

B   Stellen Sie sich seitlich zu Ihrem Partner, die Füße stehen zusammen, die Arme sind über den Kopf gehoben. Beugen Sie sich seitlich zu Ihrem Partner hin, so daß er Ihre Handgelenke ergreifen kann. Schieben Sie nun Ihr Becken nach außen, und spüren Sie die Dehnung. Richten Sie sich wieder auf.

Wiederholen Sie beide Übungen 5mal zu jeder Seite.

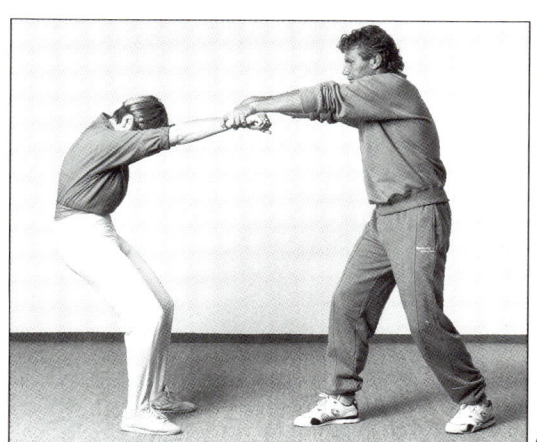

A

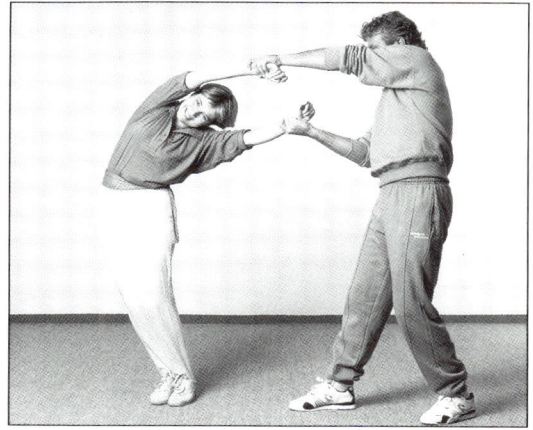

B

Knochen kräftigen 4

Strecken der Arme und Wirbelsäule

A   Sie stehen auf der untersten Sprosse der Sprossenwand und umfassen die oberste Sprosse.

B   Nehmen Sie Ihre Füße von der untersten Sprosse, und lassen Sie sich hängen – Ihr Gewicht wird von den Händen gehalten. Versuchen Sie, Beine und Rückenmuskulatur zu entspannen. Fühlen Sie, wie Ihr gesamter Körper gedehnt wird. Atmen Sie möglichst natürlich. Kehren Sie zur Ausgangsposition A zurück, und steigen Sie von der Sprossenwand herunter.
Wiederholen Sie 5mal.

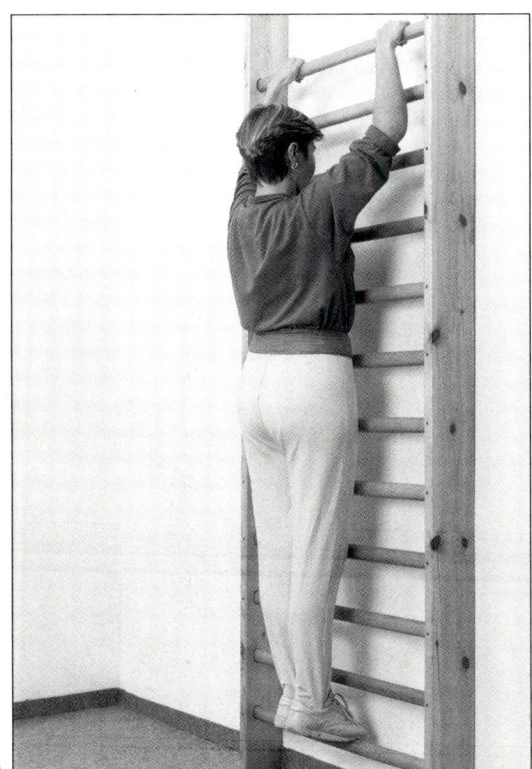

A

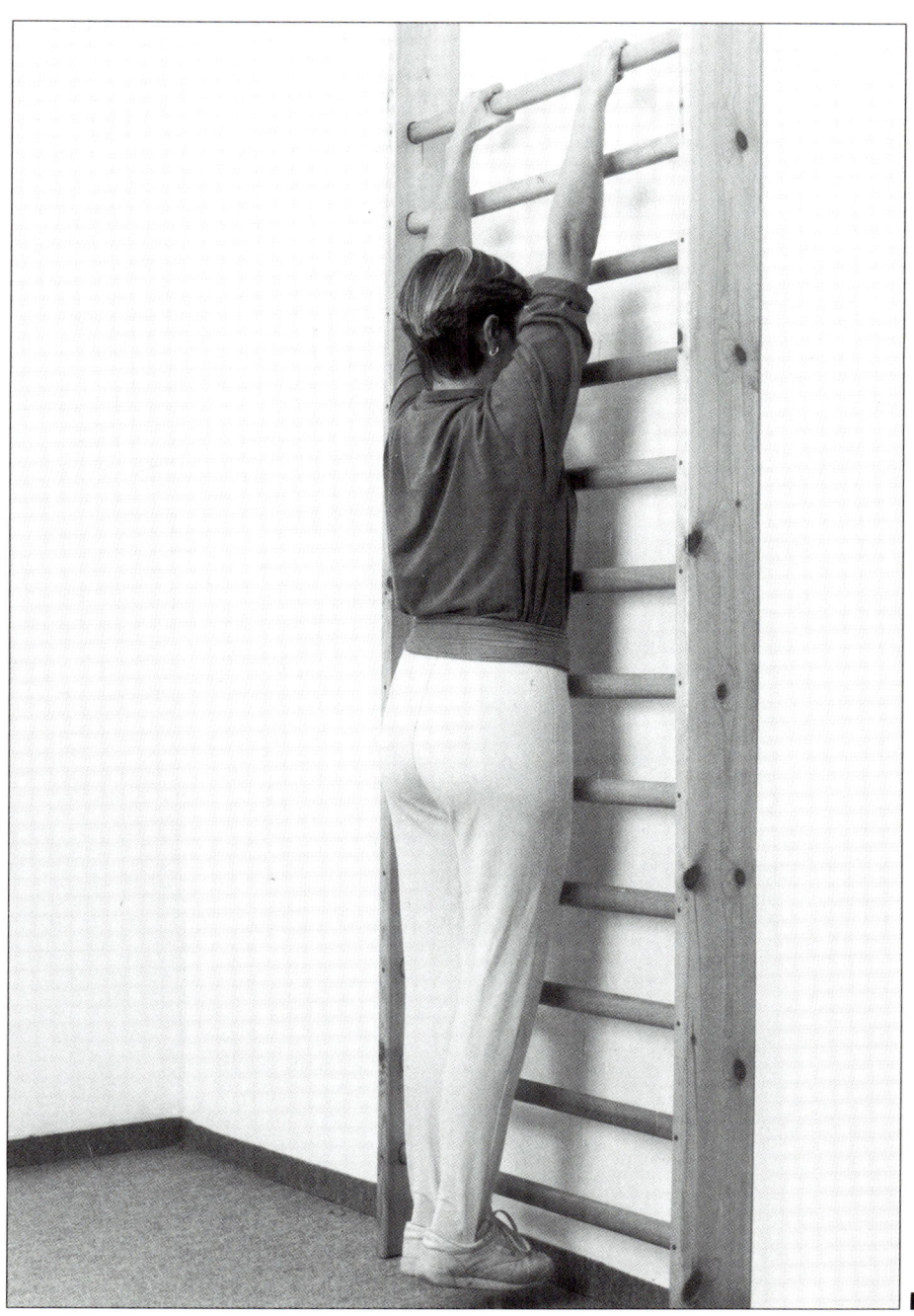

B

Knochen kräftigen 5

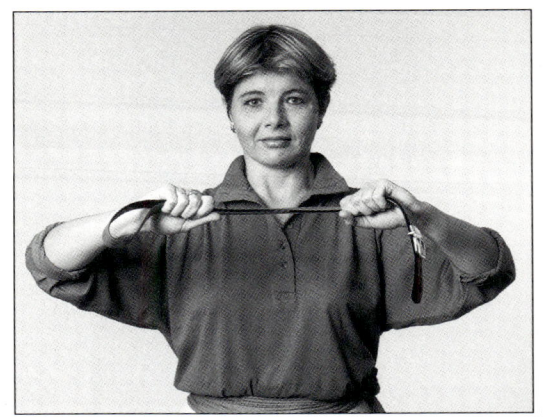

Beugen der Unterarme

A Falten Sie einen Gürtel in der Mitte, und halten Sie ihn auf Schulterhöhe vor sich, die Hände liegen dabei relativ eng beieinander. Ziehen Sie den Gürtel auseinander, als wollten Sie ihn dehnen. Halten Sie fünf Sekunden. Entspannen Sie.

B Heben Sie den Gürtel über den Kopf, und ziehen Sie ihn fünf Sekunden lang fest auseinander. Entspannen Sie.

C Wiederholen Sie hinter dem Rücken.

D Wiederholen Sie hinter dem Nacken.
Atmen nicht vergessen!
Wiederholen Sie 5mal in jeder Position.

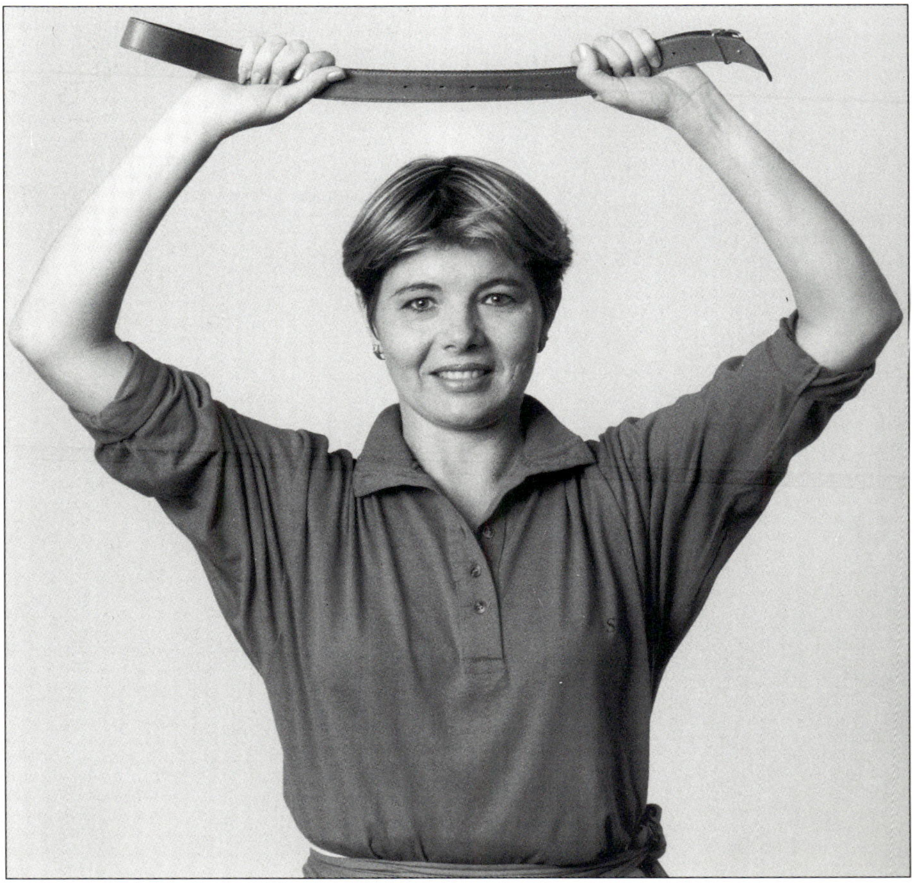

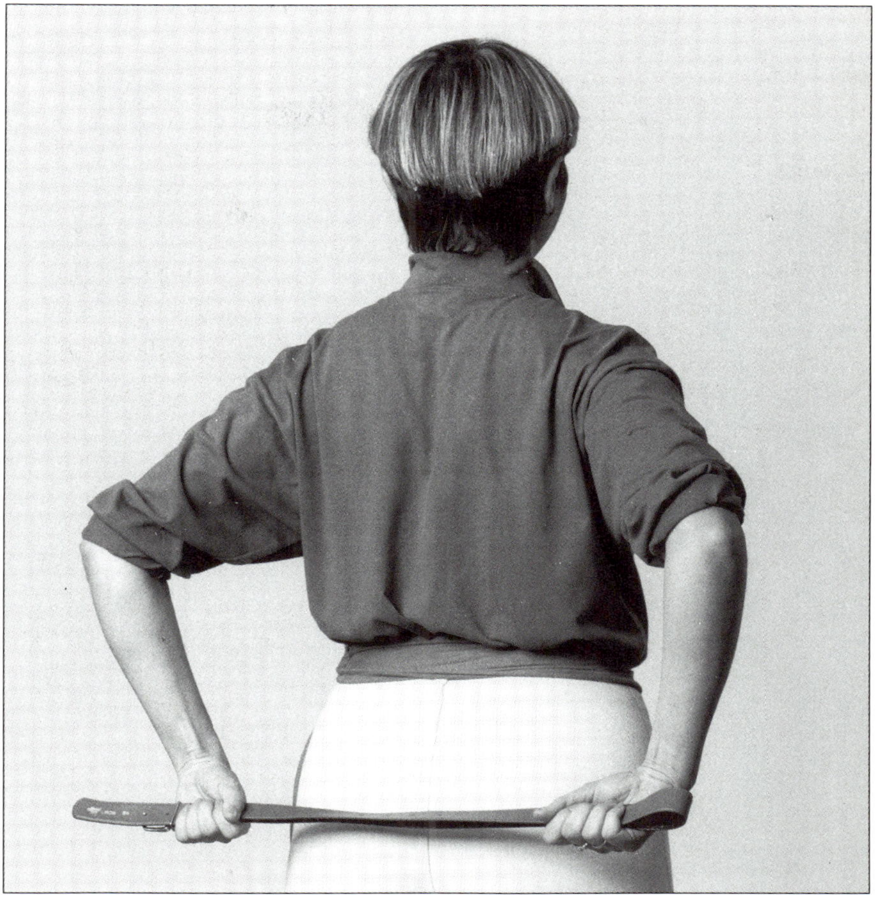

C

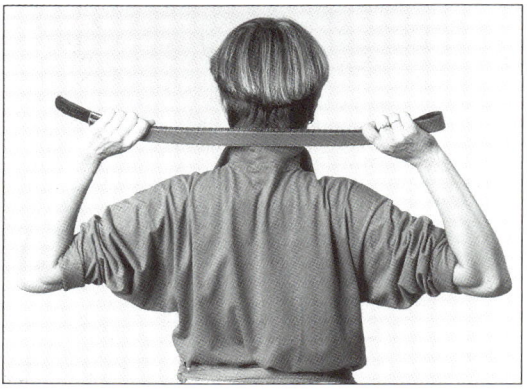

D

Knochen kräftigen 6

Strecken der Wirbelsäule und der Unter-arme, Beugen der Oberschenkel

A Stehen Sie mit dem Gesicht zur Spros-senwand, die Beine sind schulterbreit ge-spreizt, die Zehen zeigen nach außen. Halten Sie sich an der Sprosse auf Kopfhöhe fest.

B Beugen Sie die Knie, und bringen Sie dabei die Kniescheiben in eine Linie mit den Zehen. Kippen Sie das Becken nach hinten, als hinge ein schweres Gewicht unten an Ihrer Wirbelsäule. Fühlen Sie, wie Arme und Wirbelsäule gedehnt werden. Halten Sie fünf Sekunden, dann zurück zur Ausgangsposition A.

C Legen Sie die Hände eine Sprosse tiefer, und wiederholen Sie. Und noch eine Stufe tiefer und wiederholen, bis Ihr Gesäß den Boden berührt.

Mit ein bißchen Übung wird Ihr Gesäß den Boden bereits dann berühren, wenn Ihre Hände noch eine Sprosse höher liegen.

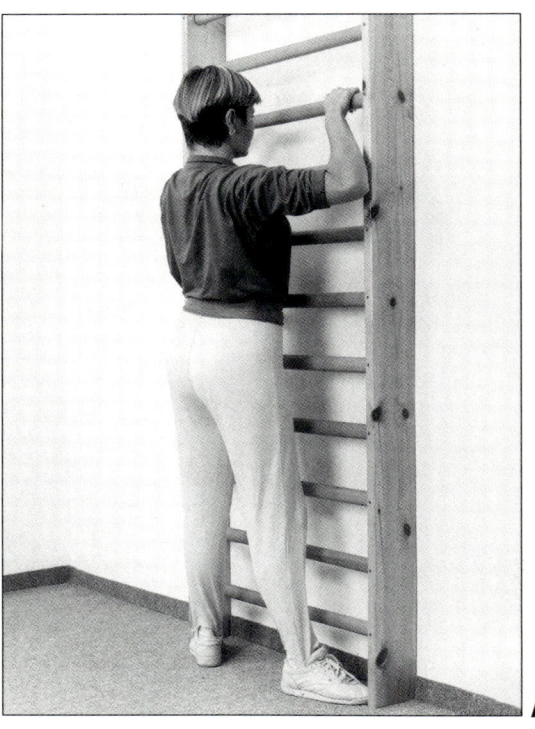

A

Knochen kräftigen 7

Drehen der Unterarme

A Stehen Sie Ihrem Partner gegenüber. Halten Sie sich gegenseitig an den Handge-lenken fest, und drehen Sie die Unterarme gegen den Widerstand Ihres Partners in die seiner Bewegung entgegengesetzte Richtung. Halten Sie die Drehung fünf Sekunden lang, und entspannen Sie dann. Wiederholen Sie die Drehung in die ent-gegengesetzte Richtung.

B Halten Sie sich gegenseitig am rechten Handgelenk fest, und drehen Sie sie in ent-gegengesetzter Richtung. Halten Sie die Drehung fünf Sekunden lang, und entspan-nen Sie dann. Wiederholen Sie die Drehung in die andere Richtung. Wechseln Sie die Hände und wiederholen Sie.

Wiederholen Sie beide Übungen 10mal.

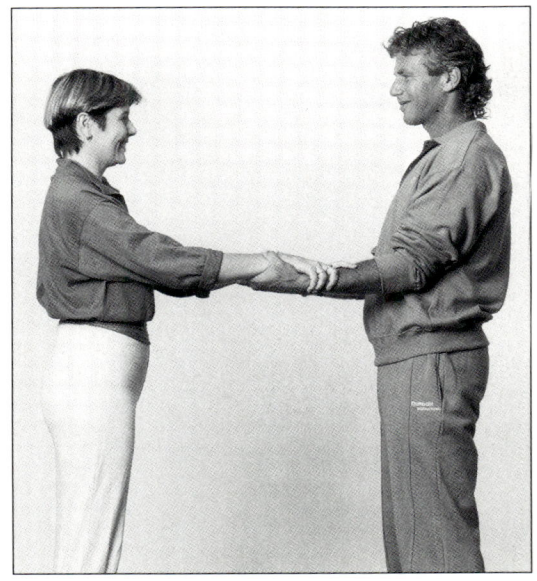

A

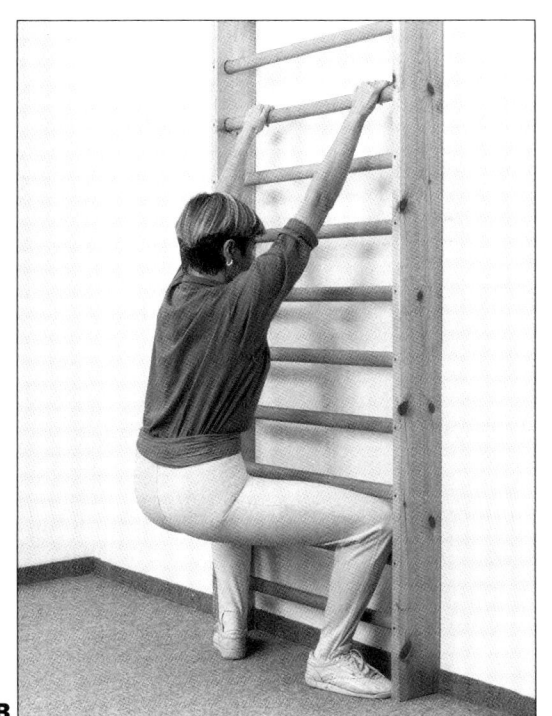

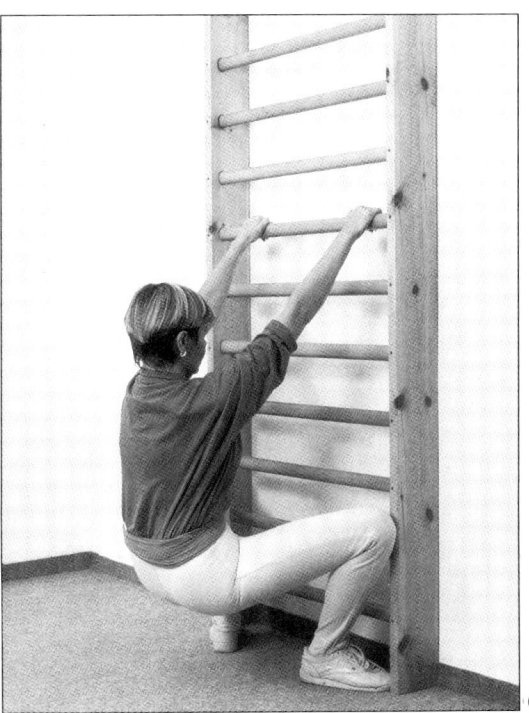

B

C

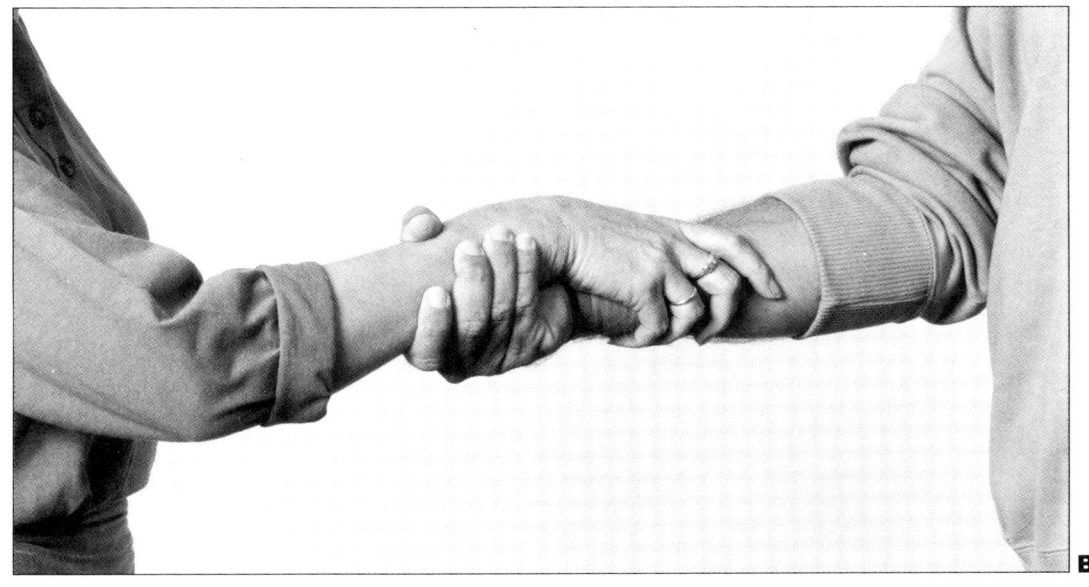

B

Knochen kräftigen 8

Beugen der Unterarme

A   Stehen Sie Ihrem Partner gegenüber.
Umfassen Sie beide einen stabilen Stock:
das eine Ende mit der rechten Hand von
unten, das andere Ende mit der linken
Hand von oben.

B   Stellen Sie sich nun vor, Sie würden den
Stock »auswringen«, indem Sie beide Enden
in entgegengesetzter Richtung drehen. Ihr
Partner setzt Ihnen Widerstand entgegen,
indem er in die andere Richtung dreht.
Wechseln Sie die Position Ihrer Hände, und
wiederholen Sie.
Wiederholen Sie die Übung 10mal.

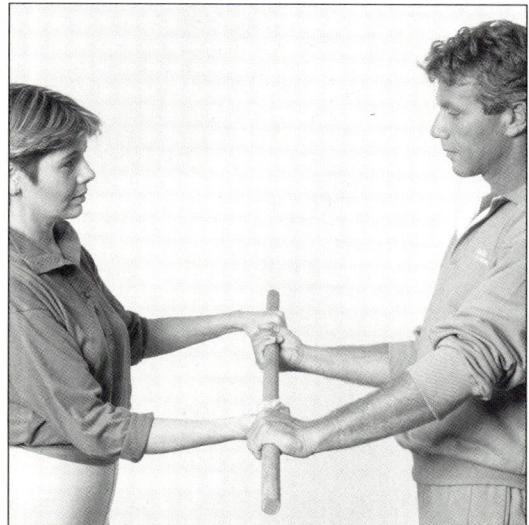

A

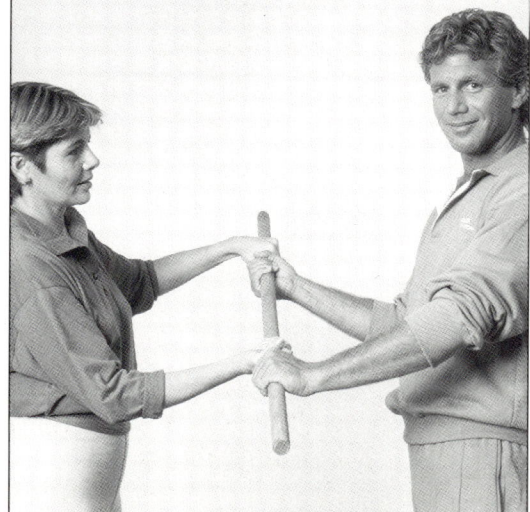

B

Knochen kräftigen 9

Seitwärtsbeugen der Wirbelsäule

A Stehen Sie gerade mit schulterbreit gegrätschten Beinen.

B Gleiten Sie mit der rechten Hand den rechten Oberschenkel hinunter, und beugen Sie sich dabei seitwärts. (Stellen Sie sich vor, Sie stünden dabei zwischen zwei Glasscheiben.) Beugen Sie den linken Ellenbogen so, daß er zur Decke hochzeigt. Atmen Sie ganz natürlich. Kehren Sie gemächlich in die Ausgangsposition A zurück, und wiederholen Sie die Übung zur linken Seite hin.

Wiederholen Sie 15mal abwechselnd zu jeder Seite hin.

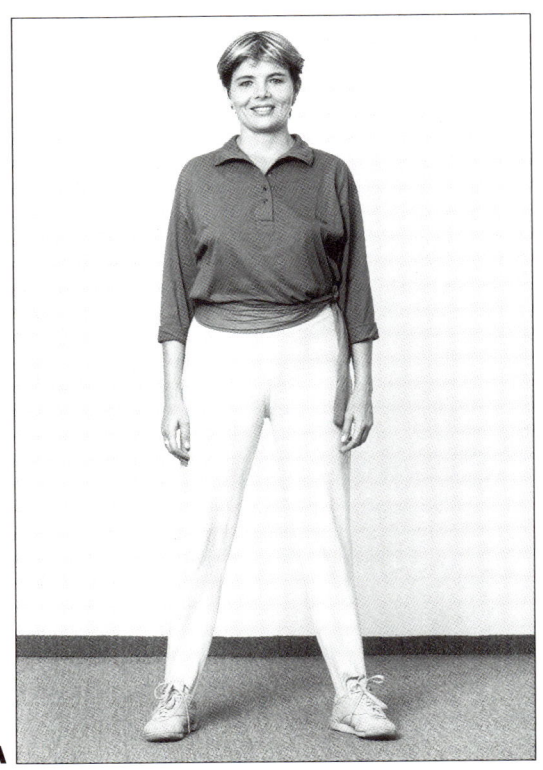

A

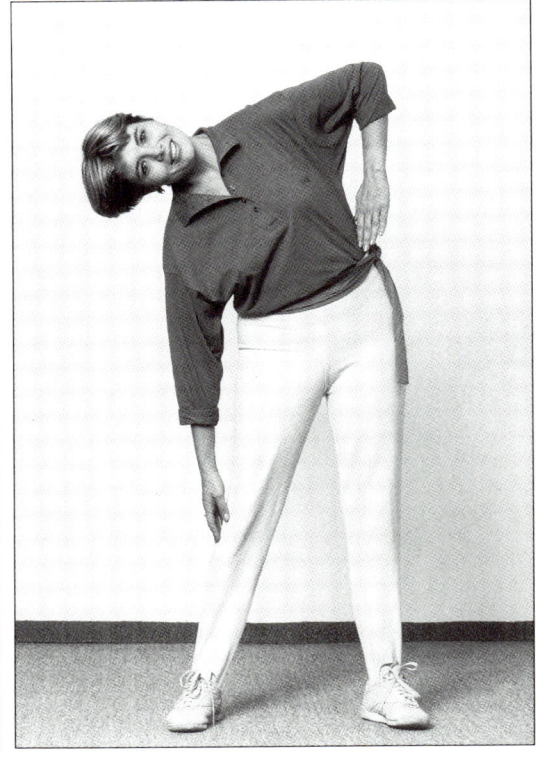

B

Übungsprogramm

Knochen kräftigen 10

Seitwärtsbeugen der Wirbelsäule

A   Sie stehen seitwärts neben der Sprossenwand und umfassen die Sprosse direkt unter
Schulterhöhe mit der linken und die Sprosse
über dem Kopf mit der rechten Hand.
Schieben Sie Ihre Hüfte nach außen, so daß
der rechte Arm gestreckt wird. Halten Sie
vier Sekunden und entspannen dann.

B   Legen Sie die rechte Hand eine Sprosse
tiefer. Schieben Sie die Hüfte wieder nach
außen, die Beine bleiben gerade durchgedrückt. Halten Sie vier Sekunden lang und
entspannen dann.
Wiederholen Sie beide Übungen 10mal.
Dann Seite wechseln und 10mal wiederholen.

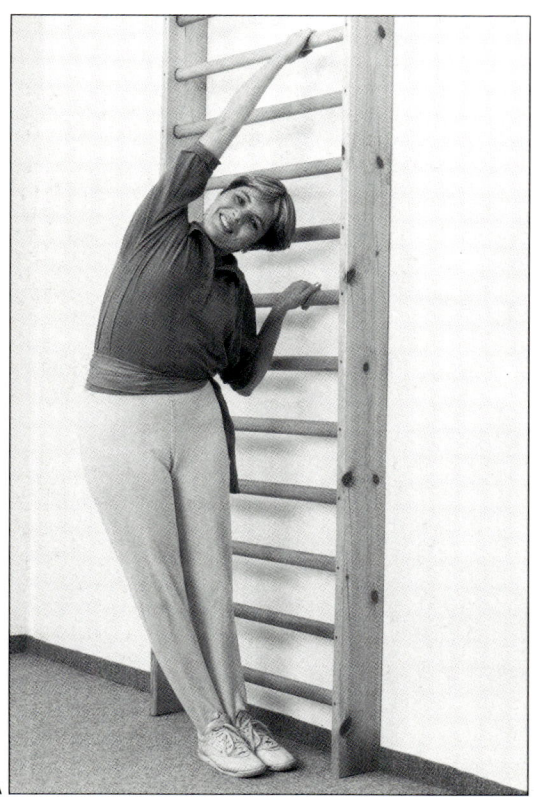

A

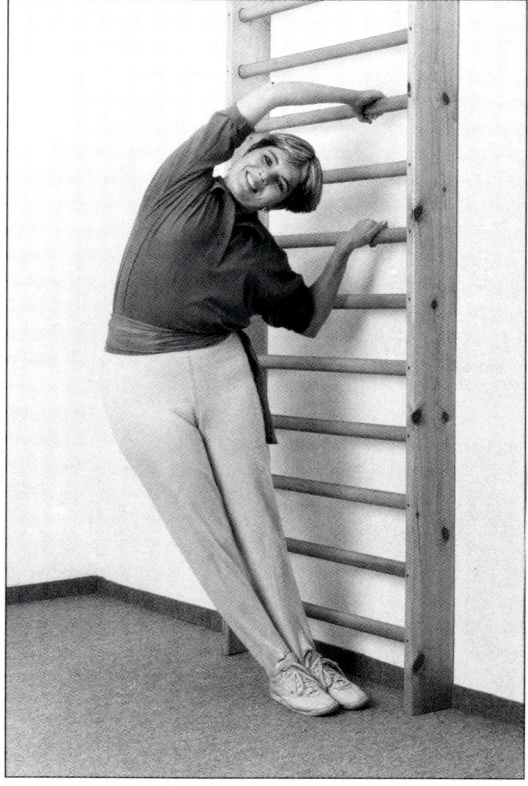

B

Knochen kräftigen 11

Beugen und Drehen der Oberschenkel

A   Stehen Sie mit schulterbreit gegrätschten Beinen, die Füße parallel zueinander, die Knie leicht gebeugt.

B   Heben Sie, ohne die Zehen zu bewegen, die Fersen vom Boden. Drehen Sie sie nach innen.

C   Stellen Sie die Fersen so auf den Boden, daß sie sich – wie beim Charlie-Chaplin-Gang – berühren.

D   Heben Sie die Fersen erneut, und drehen Sie sie jetzt möglichst weit nach außen.

E   Bringen Sie die Fersen wieder auf den Boden und zurück zur Ausgangsposition A.

Wiederholen Sie die gesamte Übungseinheit, so kraftvoll und fließend wie eben möglich, 15mal.

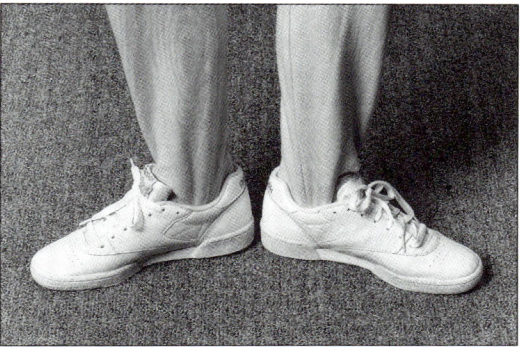

C

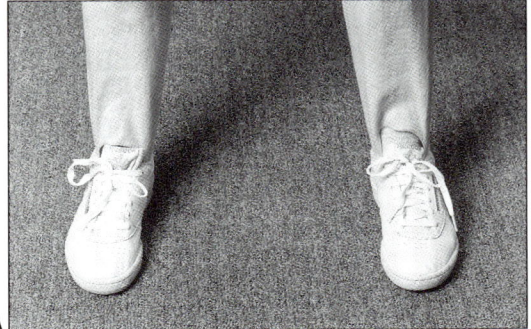

A

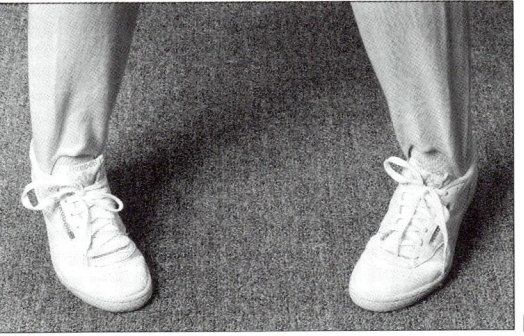

D

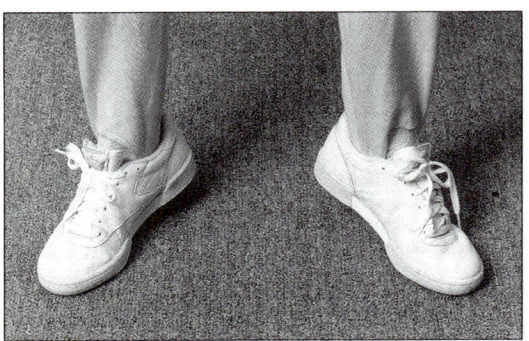

B

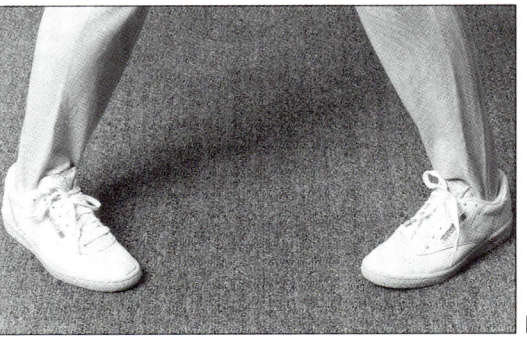

E

Übungsprogramm

Knochen kräftigen 12

Beugen und Drehen der Oberschenkel

A   Stehen Sie mit schulterbreit gegrätschten Beinen, die Füße parallel zueinander, die Knie leicht gebeugt.

B   Heben Sie, ohne die Fersen zu bewegen, die Zehen vom Boden, drehen Sie sie nach innen.

C   Lassen Sie Ihre Zehenspitzen sich auf dem Boden berühren, die Fersen bleiben weiter unbewegt.

D   Heben Sie die Zehen erneut vom Boden, drehen Sie sich auf den Fersen, bis die Zehen möglichst weit nach außen zeigen.

E   Sie bringen die Zehen auf den Boden zurück und richten sie in entgegengesetzte Richtung aus.

Wiederholen Sie die gesamte Übungseinheit 15mal.

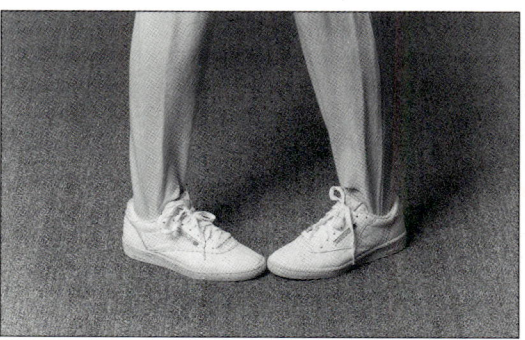

C

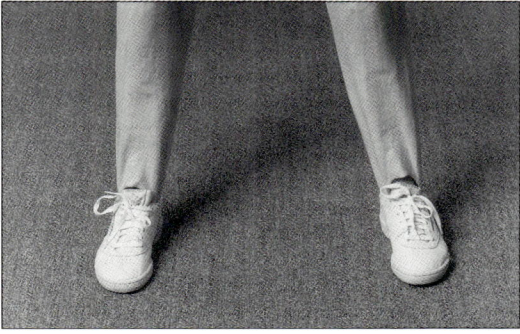

A

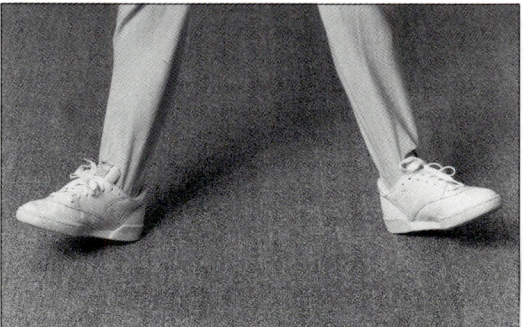

D

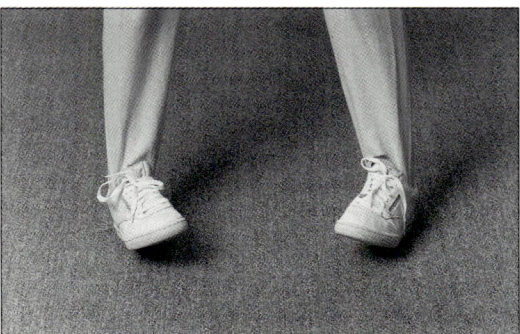

B

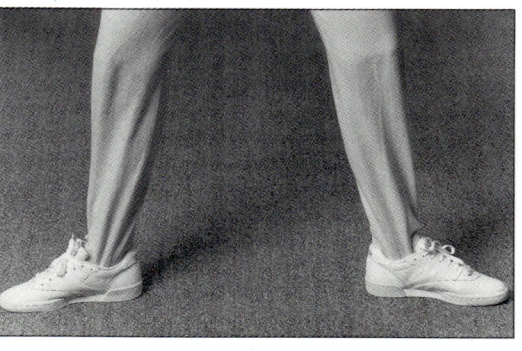

E

Knochen kräftigen 13

Beugen der Unterarme auf verschiedenen Ebenen

Bei dieser Übung werden durch Veränderung der Position von Händen und Ellenbogen unterschiedliche Beugebelastungen auf den Unterarm ausgeübt.

A Sie stehen mit einer Armlänge Abstand von der Wand entfernt und legen die Handflächen an die Wand. Senken Sie den Oberkörper in Richtung Wand – Rücken und Beine bilden eine gerade Linie, die Ellenbogen sind seitlich gebeugt. Drücken Sie sich von der Wand ab. Wiederholen Sie rhythmisch 10mal.

B Verlagern Sie nun die Position der Handflächen und Ellenbogen (die Fingerspitzen sind einander zugewandt, die Ellenbogen zeigen nach außen). Senken Sie den Oberkörper wieder in Richtung Wand – Oberkörper und Beine bilden wiederum eine gerade Linie. Drücken Sie sich dann kräftig von der Wand ab. Wiederholen Sie 10mal.

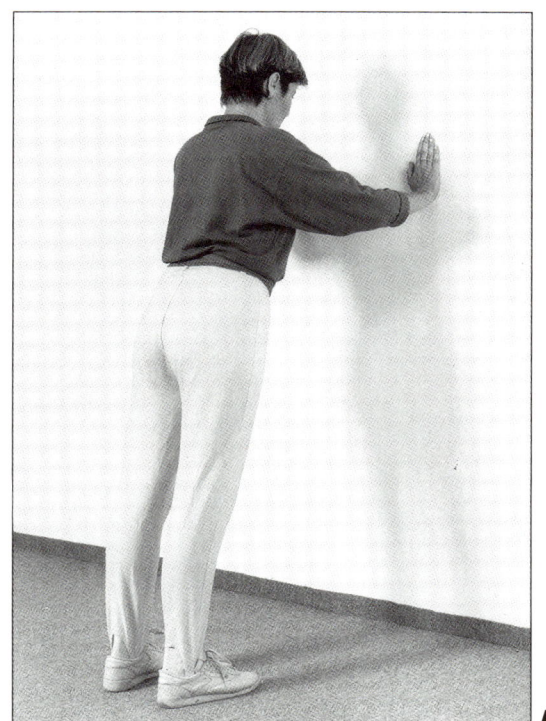

A

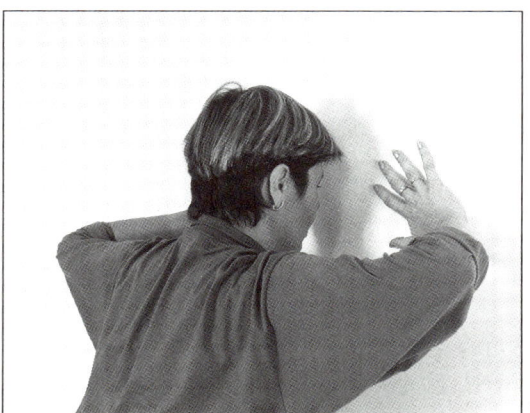

B

Knochen kräftigen 14

Beugen der Oberschenkel und der Wirbelsäule

A Stehen Sie seitwärts zur Sprossenwand, so daß Sie sich gerade noch mit der linken Hand daran festhalten können. Umfassen Sie mit der linken Hand eine Sprosse unter Schulterhöhe, und stellen Sie den linken Fuß auf eine Sprosse auf halber Waden-höhe – der Fuß steht dabei parallel zur Sprosse.

B Schwingen Sie nun die rechte Hand über Ihren Kopf, und greifen Sie nach einer Sprosse über Ihrem Kopf. Beide Knie blei-ben dabei durchgedrückt. Halten Sie vier Sekunden, und entspannen Sie dann. Wech-seln Sie die Seiten, und wiederholen Sie 10mal zu jeder Seite.

C Stellen Sie nun, sofern Sie das noch als angenehm empfinden, Ihren Fuß eine Sprosse höher, und wiederholen Sie 10mal zu beiden Seiten.

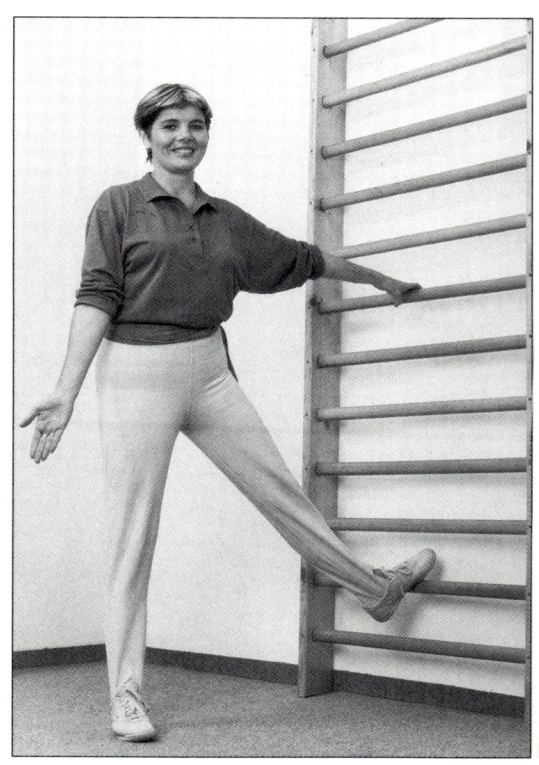

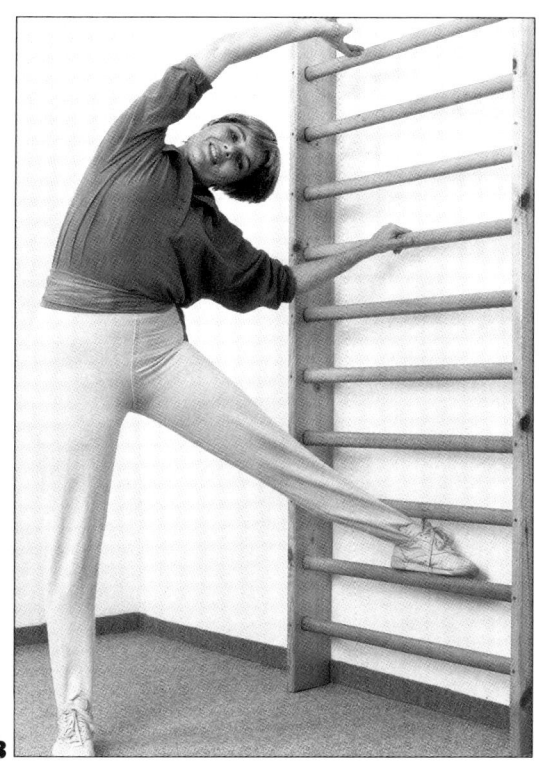

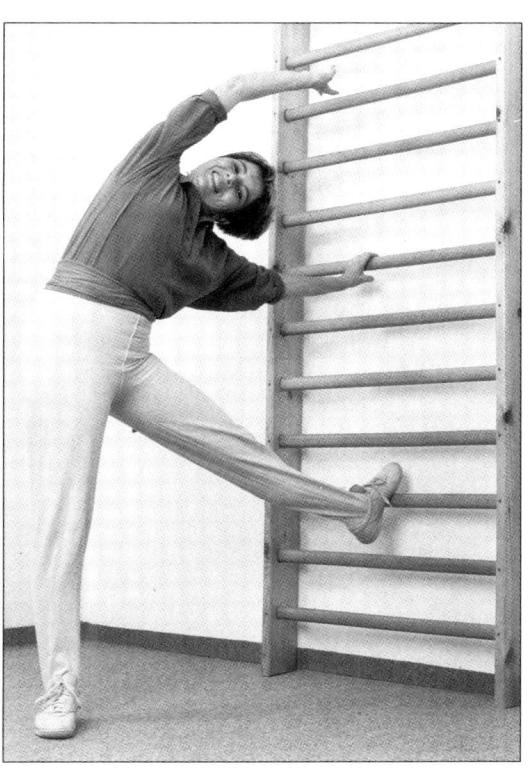

c

Knochen kräftigen 15

Drehen der Wirbelsäule und Strecken der Unterarme

A Stehen Sie in ca. 60 cm Entfernung Rücken an Rücken mit Ihrem Partner. Wenden Sie sich mit einer Linksdrehung einander zu, ohne die Füße zu bewegen.
B Halten Sie sich an den Händen, und versuchen Sie beide, Ihre Schulter vom anderen wegzudrehen. Hierdurch sollte ein starker Zug auf Ihre Arme ausgeübt werden. Zurück zur Ausgangsposition A.

C Sie drehen sich beide zur anderen Seite, halten sich an den Händen und versuchen, sich voneinander wegzudrehen. Zurück zur Ausgangsposition A.
D Sie drehen sich einander zu, umgreifen gegenseitig das Handgelenk des Außenarms und versuchen, zur Ausgangsposition A zurückzukehren. Wiederholen Sie auf der anderen Seite.
Wiederholen Sie die gesamte Übungseinheit 5mal.

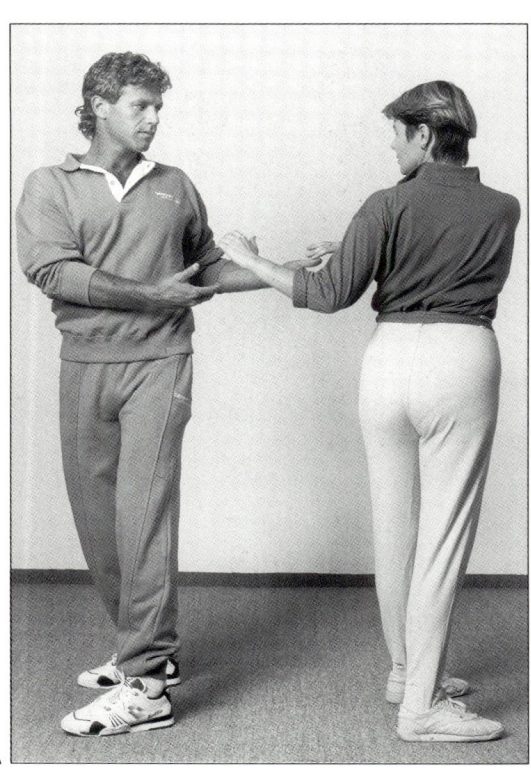

A

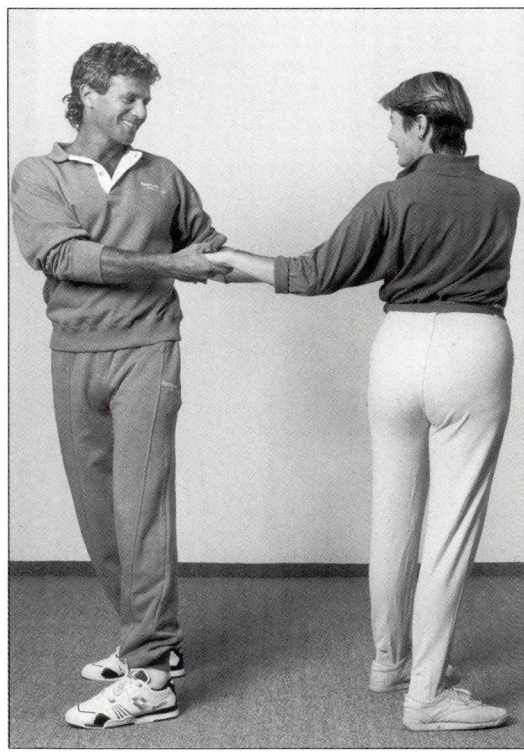

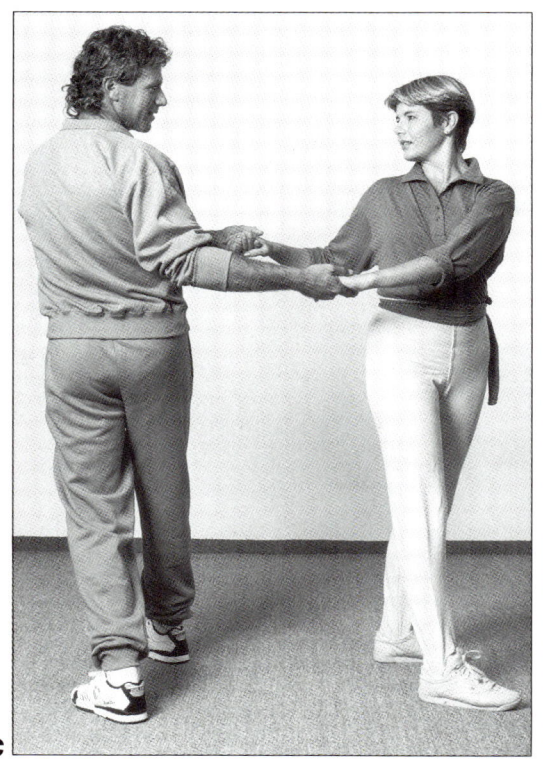

C

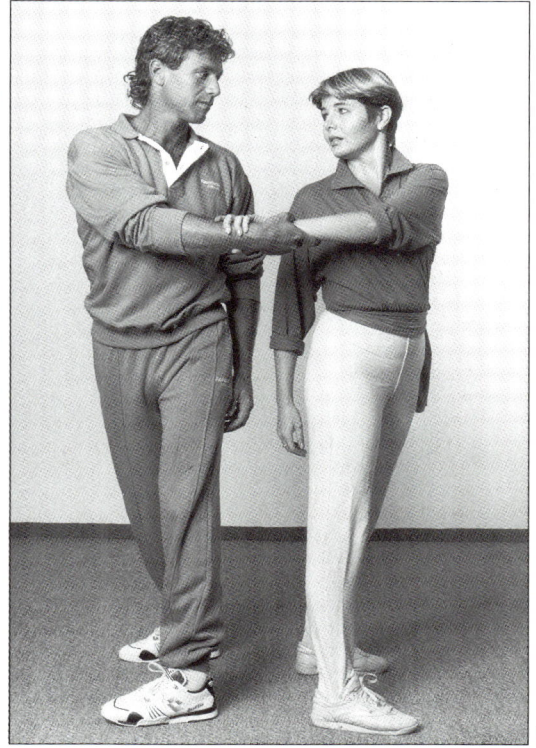

D

Knochen kräftigen

Auf dem Stuhl

Übungen auf dem Stuhl sind wirklich kinderleicht! Doch achten Sie darauf, daß der Stuhl wirklich stabil und solide gebaut ist, eine gerade Rücken- und keine Armlehnen hat. Wenn Sie an Schmerzen im Lendenwirbelbereich leiden, sollten Sie stets auf einem Stuhl sitzen, der eben diesen Bereich abstützt.

Die Partnerübungen auf den Seiten 72, 73 und 74 machen am meisten Spaß!

Knochen kräftigen 16

Drehen der Wirbelsäule

Setzen Sie sich auf die Stuhlkante. Drehen Sie sich, ohne das Gesäß zu bewegen, und umfassen Sie den Stuhlrücken. Versuchen Sie nun, sich gegen den Widerstand Ihrer Arme bzw. Hände wegzudrehen. Halten Sie einige Sekunden. Drehen Sie sich noch etwas weiter um, und versuchen Sie dann, sich wieder zurückzudrehen. Halten Sie einige Sekunden lang. Wiederholen Sie zur anderen Seite.
Wiederholen Sie 5mal auf jeder Seite.

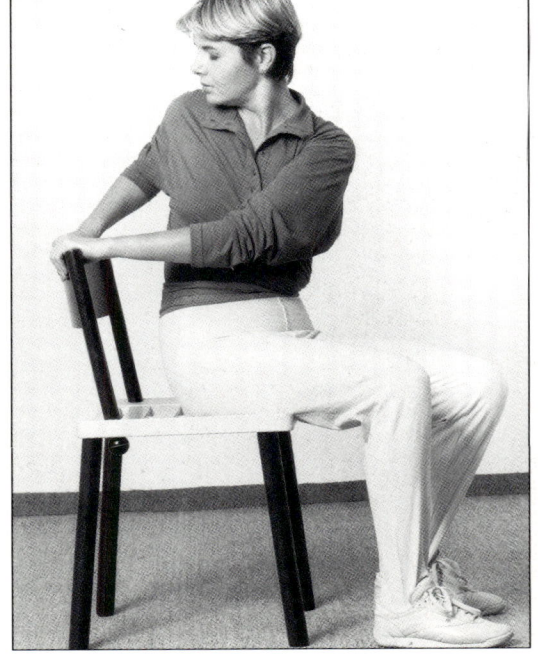

Knochen kräftigen 17

Beugen und Drehen der Wirbelsäule

A Sie sitzen auf einem Stuhl, die Arme hängen locker an den Seiten, der Rücken ist gut abgestützt. Atmen Sie ein.

B Beugen Sie sich seitwärts, als wollten Sie den Boden mit der rechten Hand berühren. Atmen Sie aus. Richten Sie sich langsam wieder auf, und atmen Sie ein. Beugen Sie sich nun zur anderen Seite und strecken die linke Hand zum Boden aus. Atmen Sie aus. Wiederholen Sie abwechselnd 10mal zu jeder Seite.

C Strecken Sie nun beide Hände zum Boden aus, ohne jedoch das Gesäß von der Sitzfläche zu heben. Atmen Sie aus. Richten Sie sich wieder auf, und atmen Sie ein. Wiederholen Sie auf der anderen Seite, und atmen Sie aus. Wiederholen Sie abwechselnd 10mal zu jeder Seite.

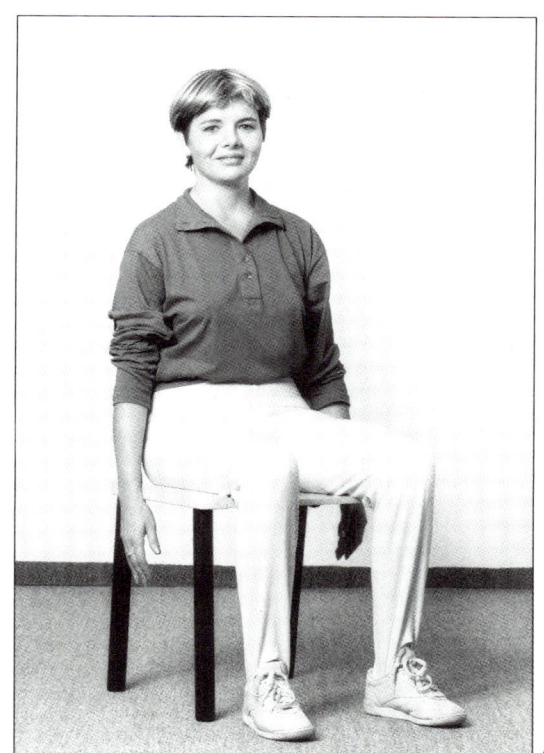

A

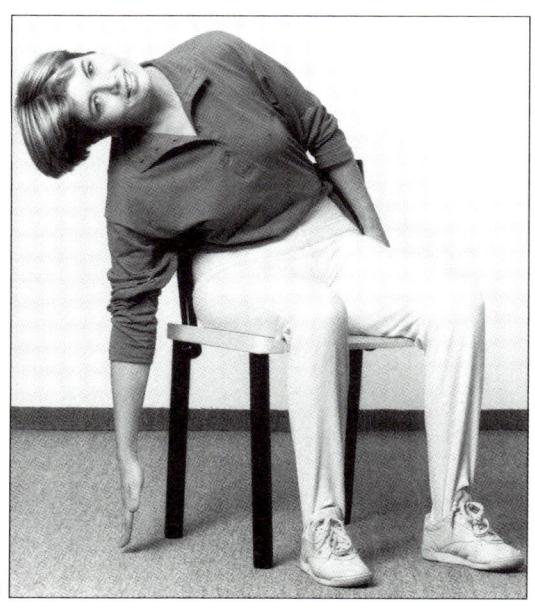

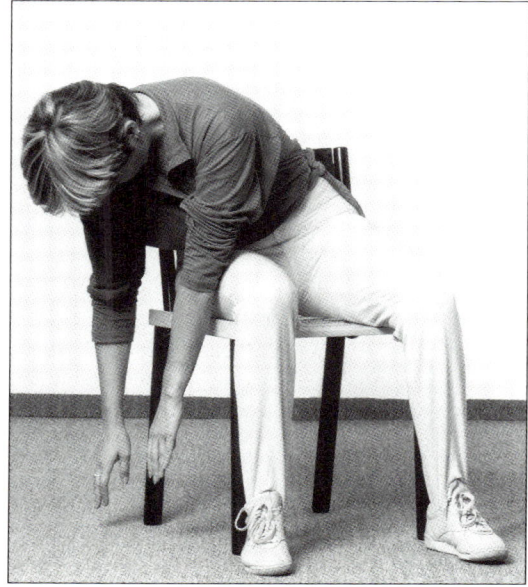

C

Knochen kräftigen 18

Beugen der Wirbelsäule

A Sie setzen sich rittlings auf den Stuhl und halten sich an der Rücklehne fest.

B Kippen Sie das Becken nach hinten (stellen Sie sich vor, Sie würden mit einem Seil an der Taille nach hinten gezogen) und strecken die Arme. Halten Sie ein paar Sekunden, kippen dann das Becken wieder nach vorn und kehren zur Ausgangsposition A zurück.

Wiederholen Sie ein paarmal.

A

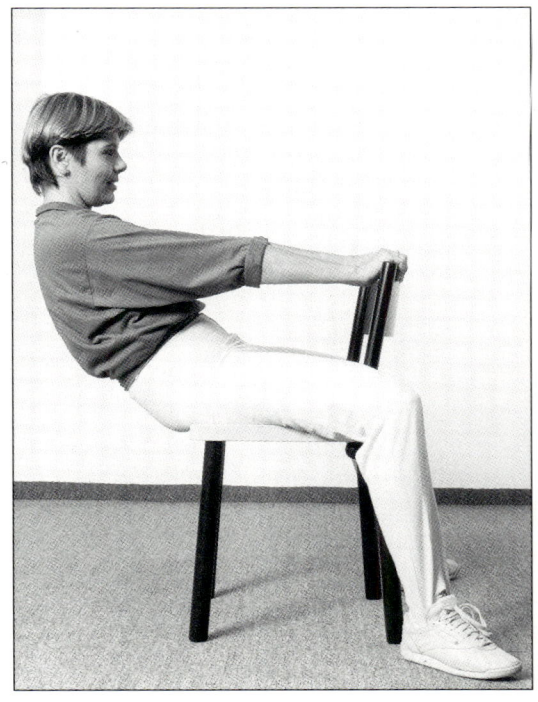

Knochen kräftigen 19

Anspannen, Komprimieren und Drehen der Unterarme

A   Legen Sie die Handflächen auf Schulterhöhe gegeneinander, die Ellenbogen sind nach oben gedrückt. Atmen Sie ein. Pressen Sie die Handflächen fünf Sekunden fest gegeneinander, und atmen Sie dabei aus. Entspannen Sie, und atmen Sie ein. Wiederholen Sie 12mal.

B   Haken Sie die Finger auf Brusthöhe ineinander, die Ellenbogen sind seitlich weggestreckt. Atmen Sie aus. Ziehen Sie fünf Sekunden fest in entgegengesetzte Richtungen, und atmen Sie dabei ein. Entspannen Sie, und atmen Sie aus. Verhaken Sie Ihre Finger anders herum, und wiederholen Sie insgesamt 12mal.

C   Heben Sie Hände und Ellenbogen auf Schulterhöhe, und umfassen Sie Ihre Handgelenke. Drehen Sie die Unterarme in entgegengesetzte Richtung. Halten Sie fünf Sekunden, und atmen Sie dabei aus. Wiederholen Sie mit leicht verändertem Griff. Wiederholen Sie 12mal.

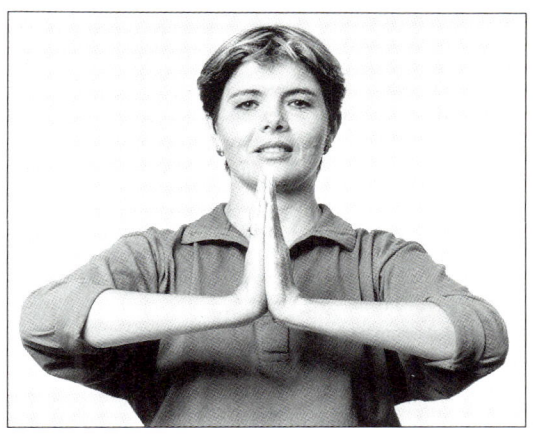

A

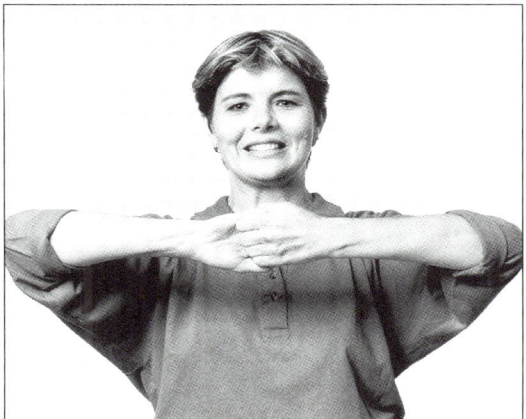

B

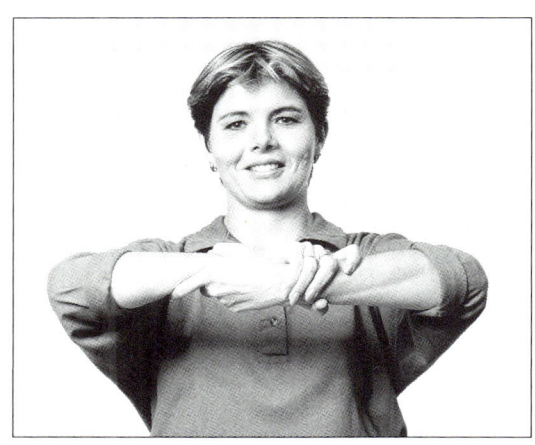

C

Knochen kräftigen 20

Beugen der Oberschenkel
A Sitzen Sie Ihrem Partner gegenüber, seine Knie zwischen den Ihren. Halten Sie sich an der Sitzfläche fest, und pressen Sie die Knie gegen den Widerstand Ihres Partners zusammen.
B Jetzt sind Ihre Knie zwischen denen Ihres Partners. Drücken Sie sie gegen Widerstand auseinander.
Wiederholen Sie beide Übungen 10mal. Und sprechen Sie miteinander, damit Sie erst gar nicht in Versuchung geraten, den Atem anzuhalten!

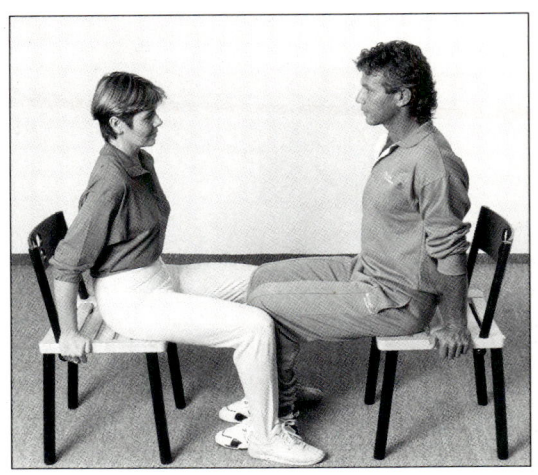

Knochen kräftigen 21

Beugen der Unterarme
A Sitzen Sie Ihrem Partner gegenüber. Legen Sie Ihre linke Hand mit der Handfläche nach oben auf Ihr rechtes Knie. Stellen Sie, indem Sie sich leicht vorbeugen, Ihren rechten Ellenbogen hinein. Ihr Partner verfährt ebenso. Ergreifen Sie die rechte Hand Ihres Partners, und versuchen Sie, sie zu Ihrem linken Knie hinunterzudrücken! Atmen Sie! Wechseln Sie die Arme.
B Wenn Sie hart genug trainieren, können Sie Ihren Partner sogar schlagen!

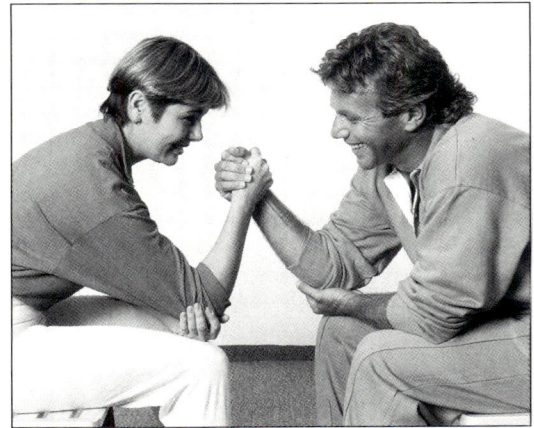

Knochen kräftigen 22

Drehen der Unterarme
A Halten Sie einen stabilen Stock auf Brusthöhe umfaßt – die Handflächen zeigen nach unten. Versuchen Sie nun, ihn zu zerbrechen, indem Sie beide Enden nach unten biegen. Atmen Sie dabei aus. Entspannen Sie, und atmen Sie ein.

B Halten Sie den Stock nun mit den Handflächen nach oben umfaßt, und versuchen Sie, ihn zu zerbrechen, indem Sie beide Enden nach oben biegen. Wiederholen Sie beide Übungen je 8mal.

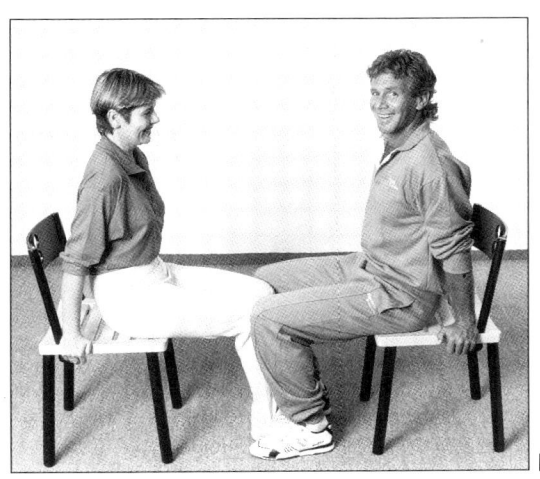

B

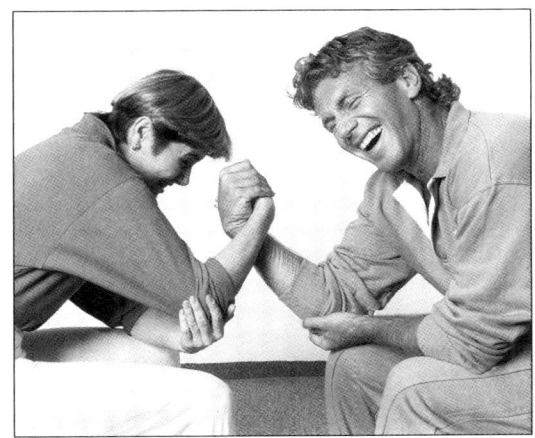

B

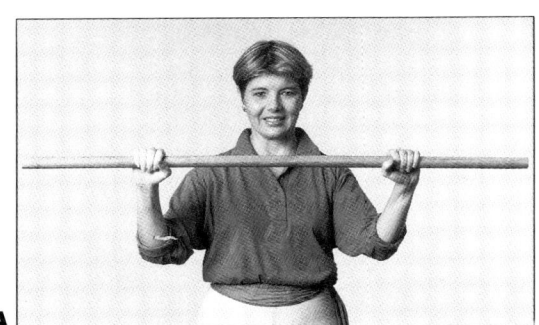

A

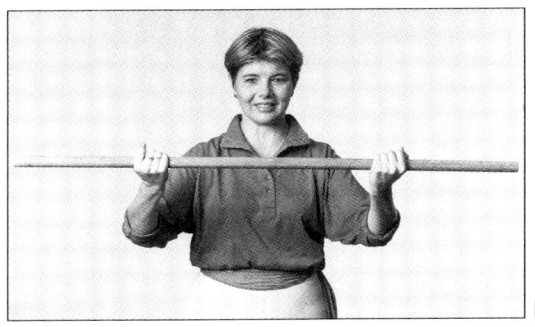

B

Knochen kräftigen 23

Drehen der Wirbelsäule

A   Sie sitzen seitlich auf einem Stuhl und halten hinter den Schultern einen langen Stock. Ihr Partner steht hinter Ihnen.

B   Drehen Sie Ihre Schultern möglichst weit nach rechts, ohne jedoch das Becken zu bewegen.

C   Nun umfaßt auch Ihr Partner den Stock und versucht, Sie noch weiter nach rechts zu drehen.

D   Versuchen Sie, sich gegen den Widerstand Ihres Partners zurückzudrehen. Wiederholen Sie 6mal zu jeder Seite.

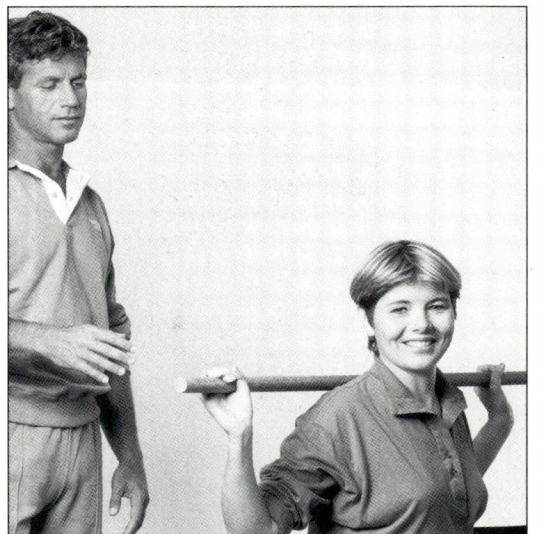

A

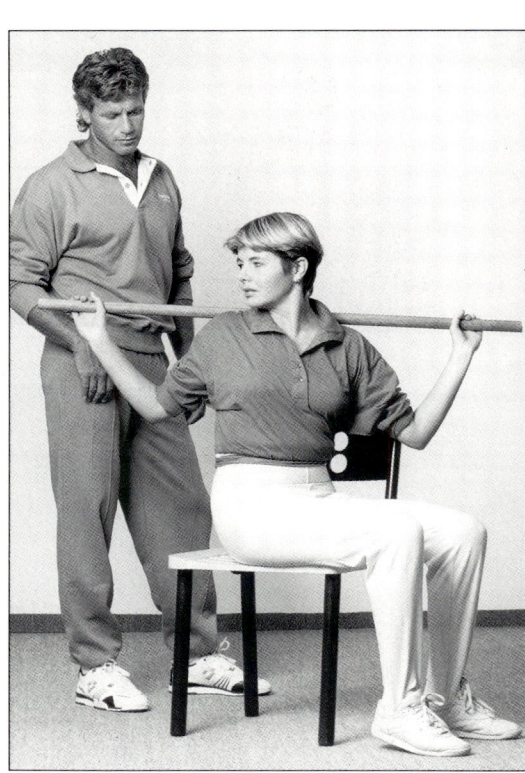

E

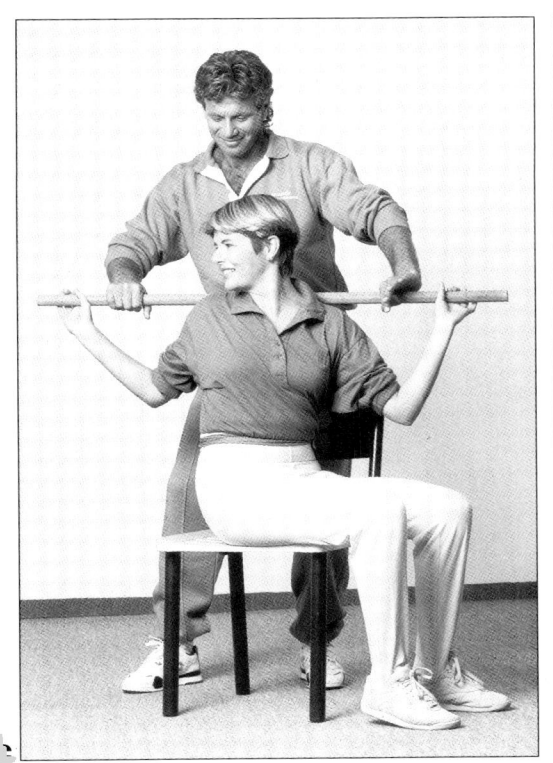

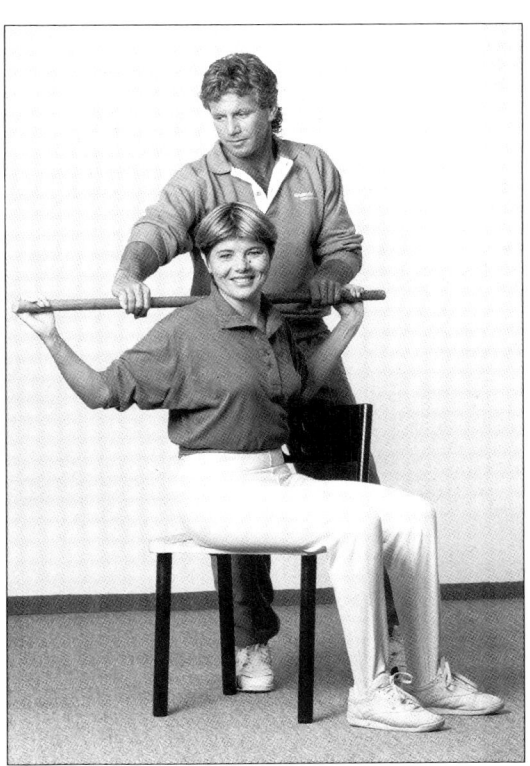

D

Knochen kräftigen

Auf allen vieren

Die Ausgangsposition in diesem Übungsabschnitt ist das Knien auf allen vieren. Ziehen Sie den Bauch ein, und ACHTEN SIE DARAUF, DASS IHR RÜCKEN NICHT IN DER MITTE DURCHHÄNGT, SONDERN GERADE BLEIBT. Halten Sie Kopf und Nacken in einer Linie mit dem Rücken, und SCHAUEN SIE AUF DEN BODEN. Eine Überstreckung des Nackens, das heißt das Zurückwerfen des Nackens, ist eine Bewegung, die es unbedingt zu vermeiden gilt.

Tut Ihnen das Knien weh, dann legen Sie sich einfach ein Kissen unter die Knie. Haben Sie Arthritis in den Fingern, dann stützen Sie sich vielleicht lieber auf dem Handballen als mit der Handfläche ab. Setzen Sie sich zwischen den Übungen nicht auf Ihre Fersen. Lassen Sie sich vielmehr einfach auf die Seite rollen, und setzen Sie sich kurz mit angewinkelten Beinen auf.

Knochen kräftigen 24

Kompression der Unterarme, Beugen der Oberschenkel

A Knien Sie auf allen vieren, die Handflächen oder -ballen sind direkt unterhalb der Schultern aufgestützt. Strecken Sie das rechte Bein hinter sich aus.

B Heben Sie das rechte Bein, so daß Nacken, Rücken und Bein eine Linie bilden. HALTEN SIE IHREN RÜCKEN GERADE, UND SCHAUEN SIE AUF DEN BODEN. Lassen Sie das Bein wieder bis fast auf den Boden hinunter und heben es dann erneut. Wiederholen Sie 20mal. Wechseln Sie das Bein, und wiederholen Sie ebenfalls 20mal.

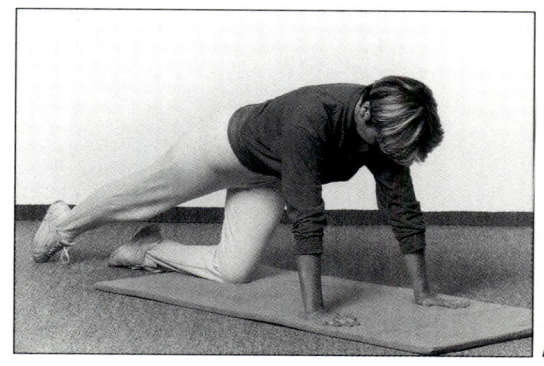

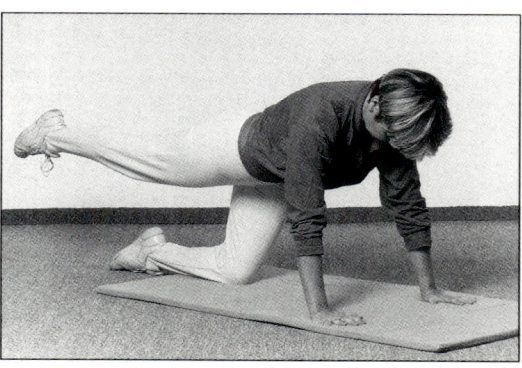

Knochen kräftigen 25

Kompression und Beugen der Unterarme und Oberschenkel

A Knien Sie auf allen vieren, die Handflächen sind direkt unterhalb der Schultern aufgestützt. Legen Sie vor beide Hände ein Gewicht (haben Sie keine kleinen Hanteln, dann nehmen Sie einfach zwei Konservendosen).

B Sie nehmen das Gewicht vor Ihrer rechten Hand auf und legen es so weit wie möglich vor sich ab. Ihr Becken darf sich dabei ruhig etwas vorschieben, AUF KEINEN FALL ABER DARF IHR LENDENWIRBEL-BEREICH DURCHHÄNGEN. Sie nehmen das Gewicht wieder auf und legen es in die Ausgangsposition zurück. Wiederholen Sie mit der linken Hand.

Wiederholen Sie 15mal abwechselnd mit jeder Hand. Versuchen Sie dann, beide Gewichte gleichzeitig aufzuheben. Achten Sie auch hier wieder darauf, daß Ihr Lendenwirbelbereich nicht durchhängt.

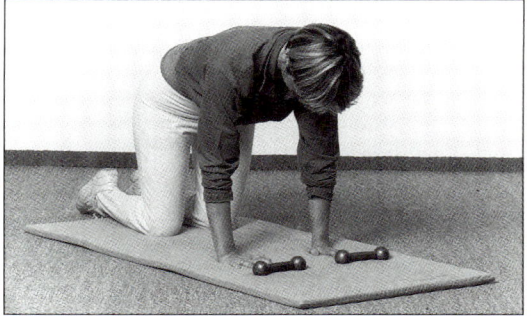

A

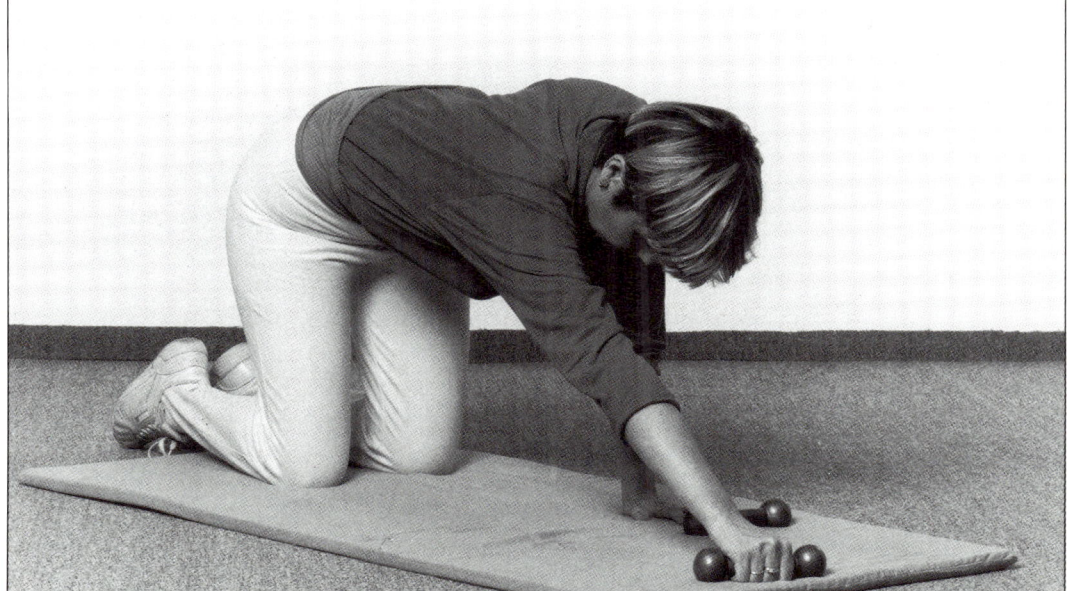

B

78

Knochen kräftigen 26

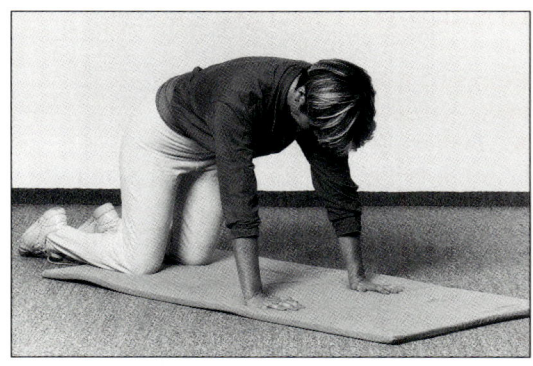

Beugen der Unterarme auf verschiedenen Ebenen

A Sie knien auf allen vieren, Knie und Füße liegen leicht auseinander, die Hände unterhalb der Schultern.

B Wandern Sie mit Ihren Händen in kleinen »Schritten« so weit wie möglich nach vorne. Schieben Sie Ihr Becken dabei ruhig etwas vor, MACHEN SIE JEDOCH KEIN HOHLKREUZ. Knie und Füße bleiben unbewegt. Wandern Sie mit den Händen zur Ausgangsposition A zurück. Wiederholen Sie 10mal.

C Lassen Sie Ihre Hände nach außen wandern. Schieben Sie Ihr Becken dabei leicht vor, so daß Arme und Hände einen Teil Ihres Körpergewichts tragen. Wandern Sie mit Ihren Händen zur Ausgangsposition A zurück . Wiederholen Sie 10mal.

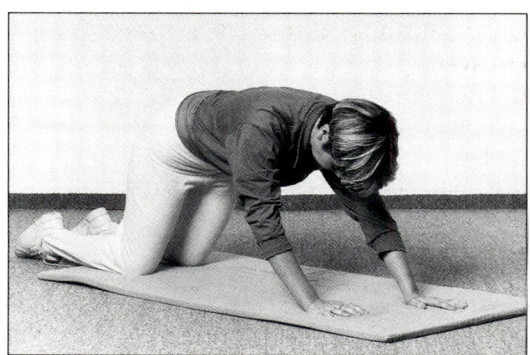

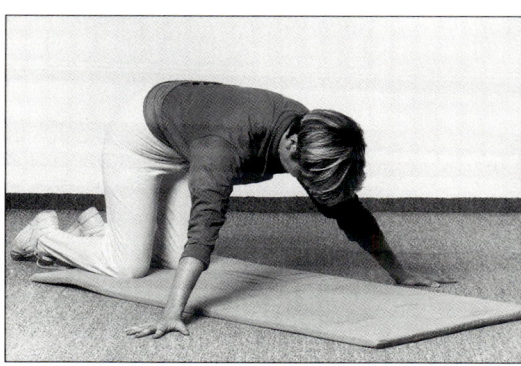

Knochen kräftigen 27

Beugen des Oberschenkels in verschiedenen Ebenen

A Knien Sie auf allen vieren, die Hände liegen dabei direkt unterhalb der Schultern. Sie strecken das rechte Bein und heben es leicht, so daß es eine gerade Linie mit Rücken und Nacken bildet. Legen Sie es nicht mehr auf dem Boden ab.

B Heben Sie das rechte Bein noch etwas höher, bis es parallel zum Boden verläuft. ACHTEN SIE DARAUF, DASS IHR LENDENWIRBELBEREICH NICHT DURCHHÄNGT.

C Beugen Sie das gehobene Bein im Kniegelenk, und winkeln Sie es nach außen ab, so daß sich das Knie parallel zum Boden befindet. Halten Sie ein paar Sekunden. Sie bringen das Bein wieder nach hinten in die gestreckte Position und senken es wieder zu Boden.

Wiederholen Sie 12mal mit jedem Bein.

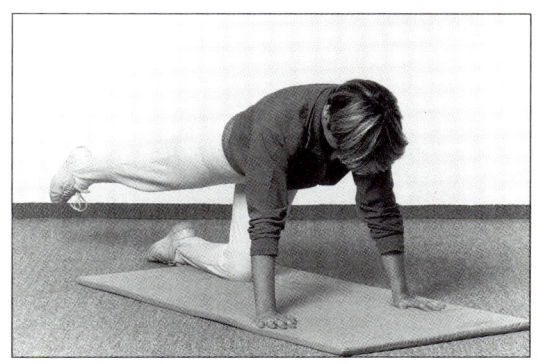

A

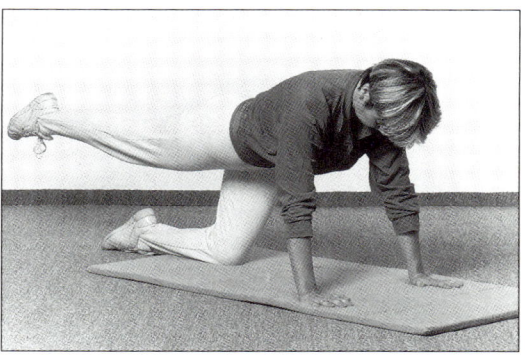

B

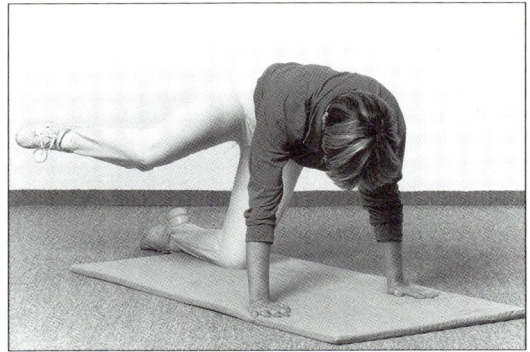

C

Knochen kräftigen 28

Strecken und Beugen der Oberschenkel

A Knien Sie auf allen vieren, die Hände direkt unterhalb der Schultern aufgestützt. Halten Sie ein Gewicht in der rechten Kniebeuge.

B Heben Sie das rechte Knie, so daß der Oberschenkel parallel zum Boden verläuft und die Zehen zur Decke zeigen.

C Senken Sie das rechte Knie und schieben es vor. Machen Sie dabei einen Rundrücken, drücken das Kinn an die Brust und ziehen den Bauch ein.

Wiederholen Sie 5mal mit jedem Knie.

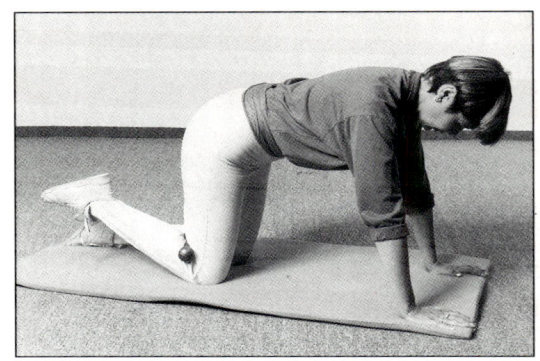

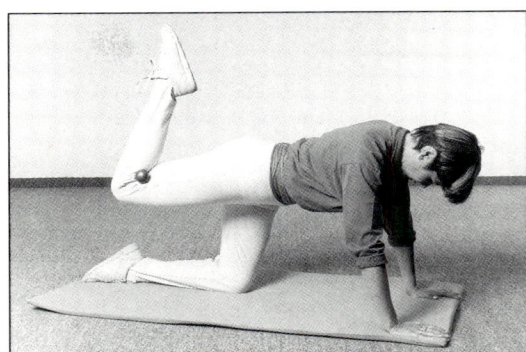

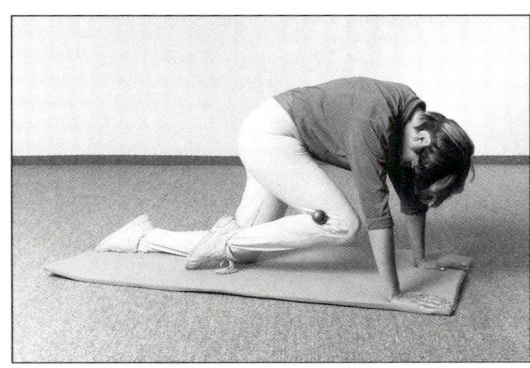

Knochen kräftigen 29

Kompression und Beugen der Unterarme

Bei dieser Übung wird der Kopf unter Taillenhöhe gesenkt. Leiden Sie an orthostatischer Hypotonie, sollten Sie diese Übung auslassen.

A   Knien Sie auf allen vieren, die Hände direkt unterhalb der Schultern aufgestützt. Atmen Sie ein.

B   Beugen Sie die Arme im Ellenbogengelenk, und senken Sie Ihren Oberkörper langsam, so, als wollten Sie den Boden mit der Nase berühren. Beugen Sie den Oberkörper dabei möglichst weit vor. Schieben Sie Ihr Becken ruhig vor, MACHEN SIE ABER KEIN HOHLKREUZ. Drücken Sie sich wieder in die Ausgangsposition A zurück.

Wiederholen Sie so oft Sie können. Diese Übung wird auch als Liegestütz für Frauen bezeichnet. Glauben Sie, genug Kraft in den Armen zu haben, können Sie normale Liegestütze versuchen: Liegen Sie flach auf dem Bauch, Zehen auf dem Boden, Handflächen auf einer Höhe mit den Schultern aufgestützt. Drücken Sie sich hoch, wobei Rücken und Beine eine gerade Linie bilden. Das kostet einige Mühe!

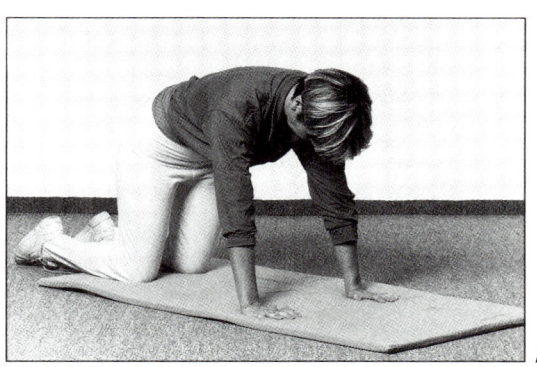

A

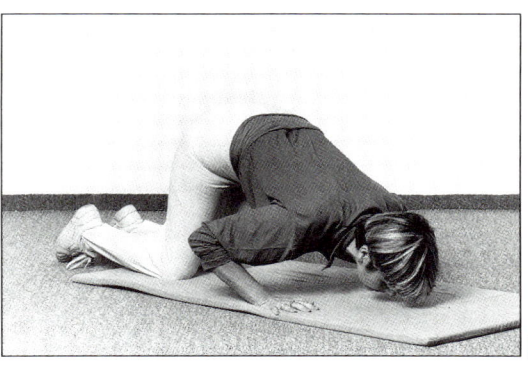

B

Knochen kräftigen

Auf dem Boden sitzend

Da es sehr schwierig und ermüdend ist, ohne Rückenstütze auf dem Boden zu sitzen, bedienen sich alle Übungen dieses Abschnitts irgendeiner Form der Unterstützung: einer Wand, einem Trainingspartner oder den eigenen Armen. Die meisten dieser Übungen arbeiten mit einer ungewohnten Form der Belastung und kräftigen Muskeln, die in einer anderen Haltung nicht beansprucht werden.

Knochen kräftigen 30

Beugen der Wirbelsäule
A Sitzen Sie mit dem Rücken an der Wand, die Beine halb angewinkelt. Knie und Füße sind zusammen, die Arme sind zur Seite ausgestreckt und halten Gewichte. Atmen Sie ein.
B Sie beugen den Oberkörper rechts zur Seite und rollen dabei das Gewicht mit gestrecktem Arm so weit wie möglich von sich weg – das Gesäß bleibt dabei fest auf dem Boden. Halten Sie ein paar Sekunden. Atmen Sie aus. Richten Sie sich gemächlich wieder in die Ausgangsposition A auf, und atmen Sie ein.
C Sie beugen sich nach links und rollen dabei das Gewicht so weit wie möglich von sich weg. Atmen Sie aus. Kehren Sie in die Ausgangsposition A zurück, und atmen Sie ein.
Wiederholen Sie 15mal abwechselnd auf jeder Seite.

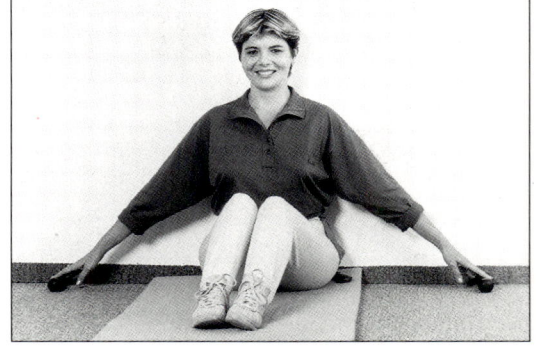

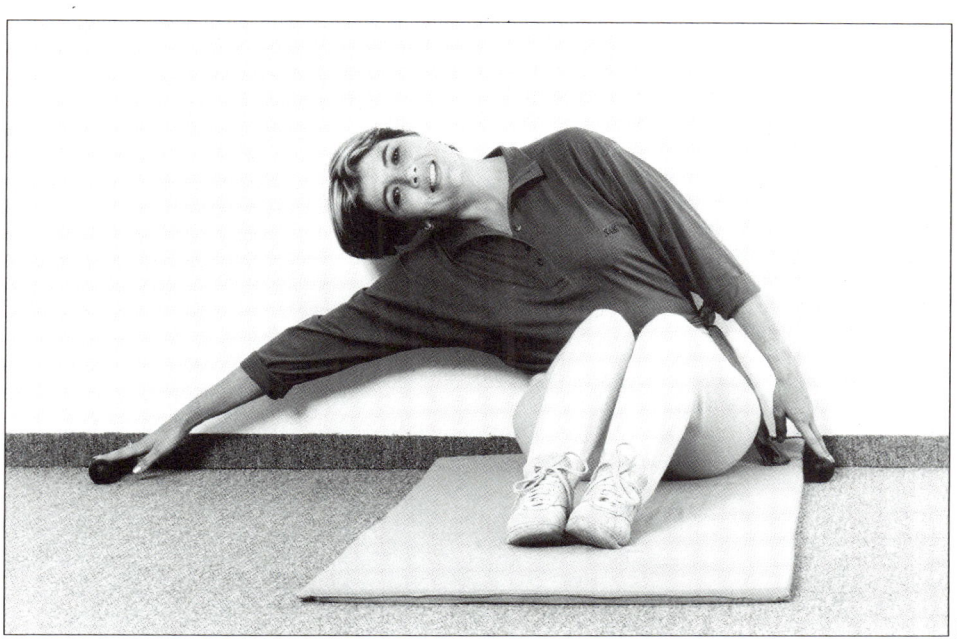

B

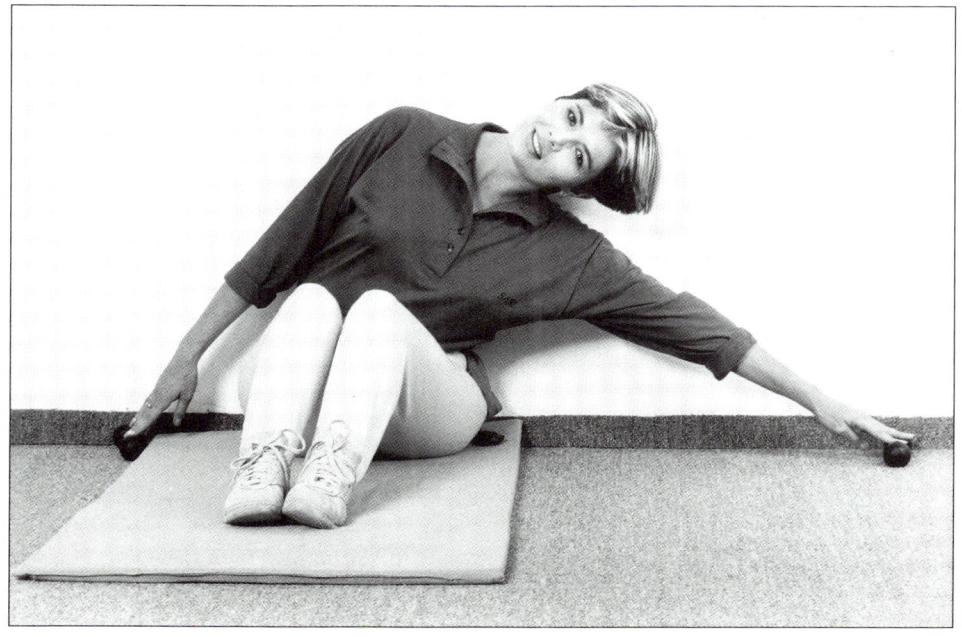

C

84

Knochen kräftigen 31

Strecken der Wirbelsäule und Unterarme

A   Sie sitzen auf dem Boden und stützen Ihren Rücken gegen die Beinaußenseite Ihres Partners. Ihr Partner umfaßt Ihren rechten Arm fest am Handgelenk und zieht nach oben. Während er diesen Zug fünf Sekunden lang hält, atmen Sie ein. Wenn Ihr Partner zu ziehen aufhört, senken Sie Ihren Arm und atmen aus.

B   Wiederholen Sie mit dem anderen Arm.

C   Heben Sie beide Arme, so daß Ihr Partner an beiden ziehen kann. Atmen Sie ein, während der Zug fünf Sekunden gehalten wird. Gibt Ihr Partner Sie frei, atmen Sie aus.

Fühlen Sie sich nicht sofort schon etwas größer?

Wiederholen Sie die gesamte Übung ein paarmal.

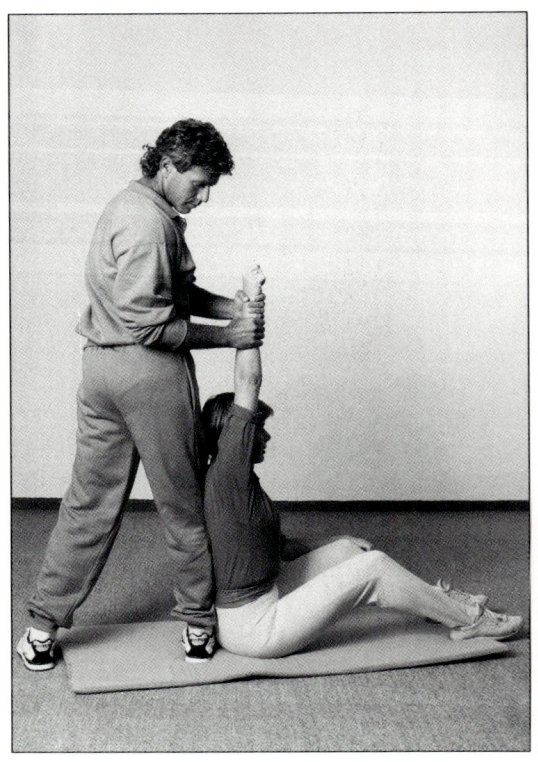

Knochen kräftigen 32

Strecken der Unterarme und Beugen der Wirbelsäule

A   Sie sitzen vor der Sprossenwand, die Zehen liegen auf der untersten Sprosse, die Hände umfassen die Sprosse auf Schulterhöhe. Atmen Sie ein.

B   Kippen Sie Ihr Becken zurück (stellen Sie sich vor, Sie würden an der Taille nach hinten gezogen), und drücken Sie das Kinn an die Brust. Achten Sie darauf, daß Arme und Wirbelsäule gedehnt werden. Atmen Sie aus. Zurück zur Ausgangsposition A und entspannen.

Wiederholen Sie die Übung 8mal.

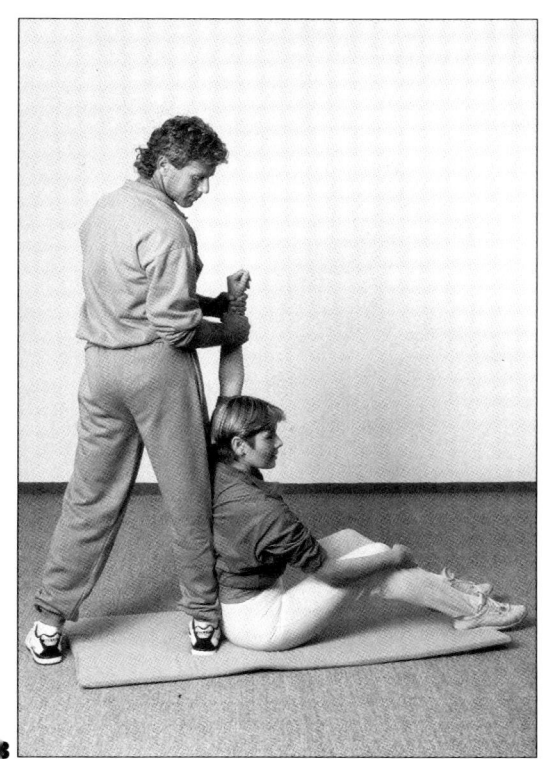
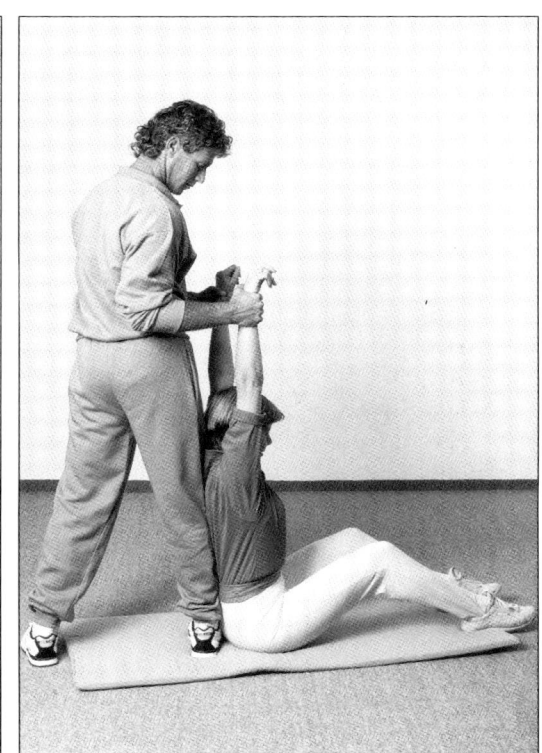

C

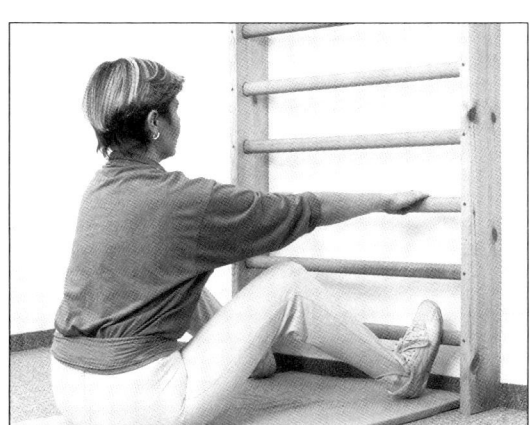
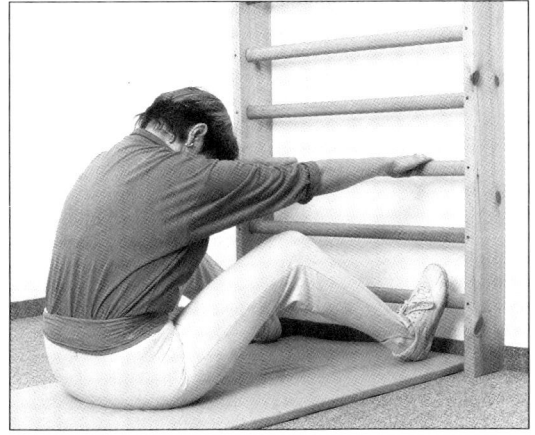

B

Knochen kräftigen 33

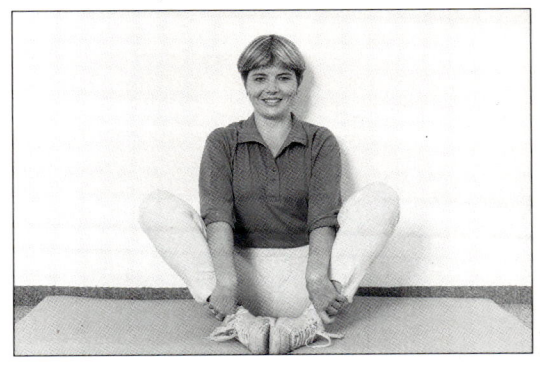

Beugen der Oberschenkel

A   Sitzen Sie gegen die Wand gelehnt, die
Knie auseinandergedrückt, die Fußsohlen
aneinander und so nah wie möglich an den
Körper gezogen. Die Ellenbogen liegen an
der Innenseite der Knie, die Hände umgreifen locker die Knöchel. Können Sie die
Fußsohlen nicht gegeneinanderpressen,
überkreuzen Sie statt dessen die Knöchel.
B   Drücken Sie Ihre Knie sanft gegen den
Boden, bis Sie die Dehnung in der Leiste
fühlen. Erzwingen Sie jedoch nichts.
Sie halten die Position fünf Sekunden und
kehren dann zur Ausgangsposition A
zurück.
Wiederholen Sie 10mal.

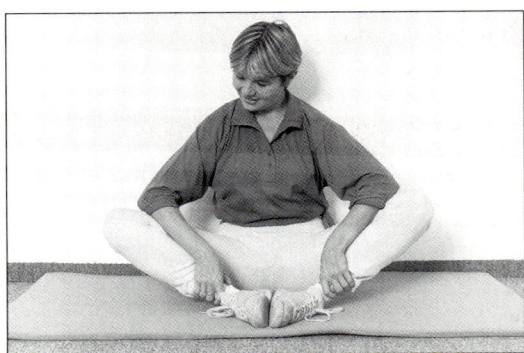

DM 4714
12.95

TENDERNESS

8713664015830

Knochen kräftigen 34

Kompression der Unterarme und Beugen der Oberschenkel

A Diese Übung ist beim ersten Mal sicherlich nicht so einfach. Sitzen Sie auf dem Boden, die Handflächen neben dem Gesäß aufgestützt. Die Beine sind schulterbreit gegrätscht, die Füße flach auf den Boden gestellt. Versuchen Sie nun, das Gesäß vom Boden zu heben. Ziel ist es, den Körper so weit zu heben, daß er mehr oder weniger parallel zum Boden verläuft. Atmen Sie gleichmäßig durch!

B Strecken Sie das rechte Bein aus.

C Heben Sie nun das rechte Bein parallel zum Boden auf Hüfthöhe. Halten Sie den Atem nicht an! Sie lassen das Bein wieder langsam zu Boden sinken und kehren zur Ausgangsposition A zurück.
Wiederholen Sie, so oft Sie können, ohne zwischendurch die sitzende Position einzunehmen. Pausieren Sie dann kurz und wiederholen mit dem linken Bein. Hören Sie auf, wenn sich Rücken oder Oberschenkel zu verkrampfen beginnen. Steigern Sie sich ganz allmählich auf zehn Wiederholungen pro Bein.

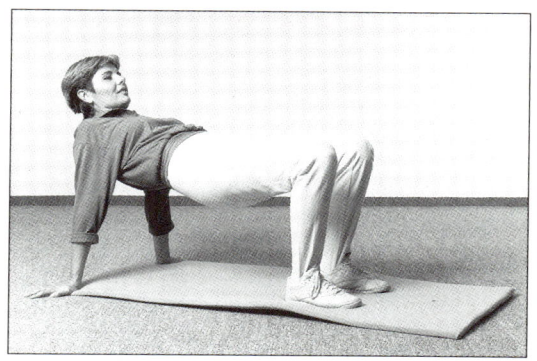

A

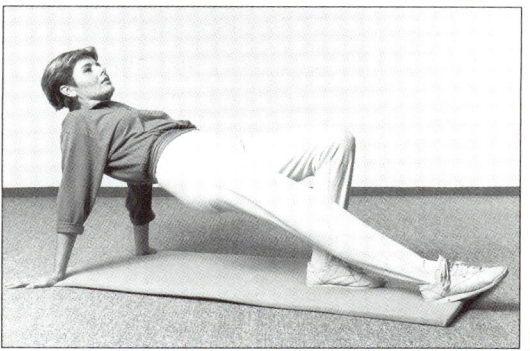

B

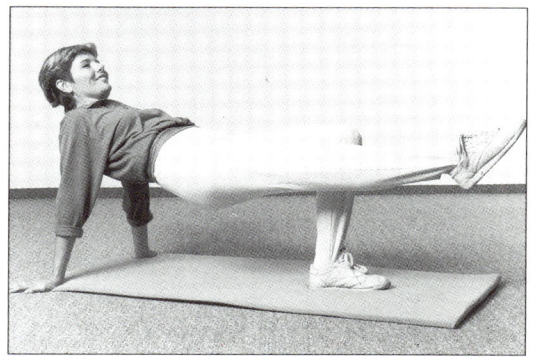

C

Knochen kräftigen 35

Beugen der Oberschenkel, Drehen der Wirbelsäule

A Sitzen Sie auf dem Boden, die Handflächen kurz hinter dem Gesäß aufgestützt, ein Gewicht zwischen die Knie geklemmt. Halten Sie Knie und Füße zusammengepreßt, heben Sie dabei die Füße vom Boden und lehnen sich mit gebeugten Ellenbogen zurück.

B Rollen Sie sich, mit zusammengepreßten Knien und Füßen, auf der Hüfte nach rechts ab.

C Senken Sie die Knie, bis der rechte Oberschenkel den Boden berührt. Zurück zur Ausgangsposition A und auf der anderen Seite wiederholen.
Wiederholen Sie 12mal abwechselnd auf jeder Seite.

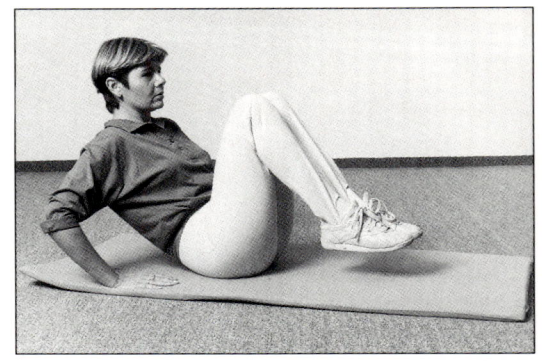

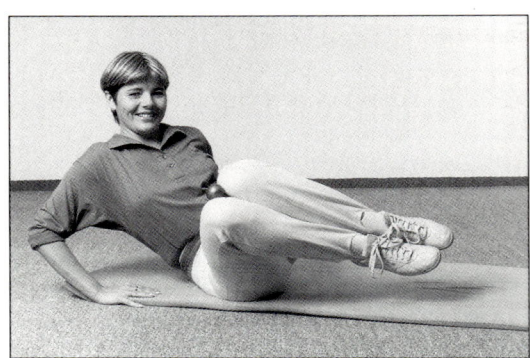

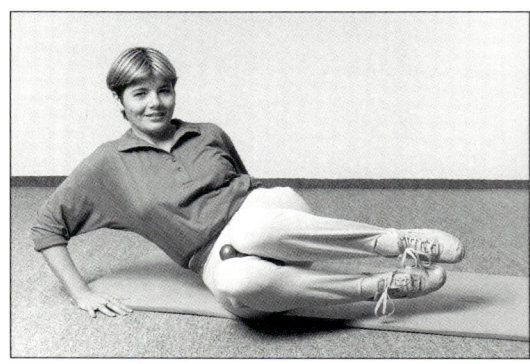

Knochen kräftigen 36

Beugen der Oberschenkel, Kompression der Unterarme

A Sitzen Sie auf dem Boden, die Handflächen neben dem Gesäß aufgestützt. Die Beine sind schulterbreit gegrätscht, die Füße flach aufgestellt. Heben Sie das Gesäß auf Schulterhöhe, so daß Ihr Oberkörper praktisch parallel zum Boden verläuft. Ja, richtig, es ist dieselbe Ausgangsposition wie bei der Übung 34!

B Wandern Sie in kleinen, schlurfenden Schritten mit den Füßen vorwärts. Halten Sie dabei Oberkörper und Oberschenkel in einer geraden Linie. Atmen Sie natürlich durch.

C Lassen Sie Ihre Füße so lange weiterwandern, bis Ihre Beine gestreckt sind. Halten Sie ein paar Sekunden. Gehen Sie dann langsam in die Ausgangsposition zurück, wobei Sie das Gesäß so hoch wie möglich über dem Boden halten. Setzen Sie sich und pausieren ein paar Sekunden.
Wiederholen Sie 8mal.

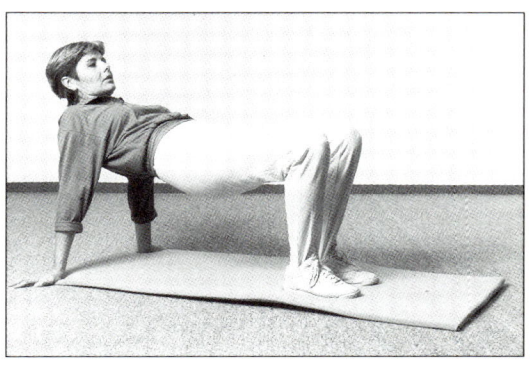

A

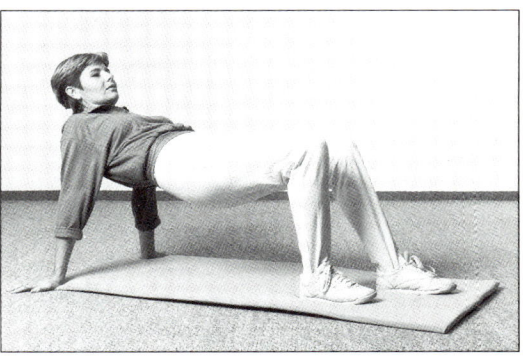

B

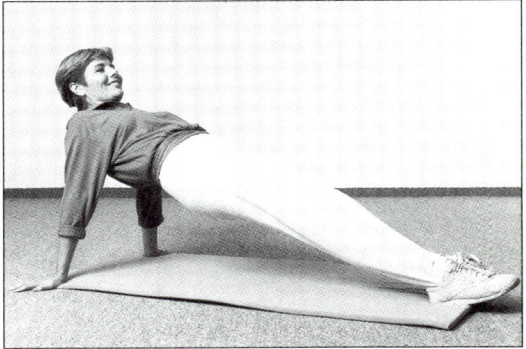

C

Knochen kräftigen

Auf dem Boden liegend

Im Liegen wird ein Großteil der Druckbelastung von den Wirbelkörpern genommen und verschiedene Muskelgruppen können in einem anderen Schwerkraftverhältnis trainiert werden. Die Ergebnisse der Jerusalemer Osteoporose-Studie zeigen, daß vor allem die für den Knochen ungewohnten Belastungen die Knochendichte steigern.

Wenn Sie an einer starken Kyphose bzw. Vorwärtskrümmung der Brustwirbelsäule leiden, liegen Sie bequemer auf dem Rücken, wenn Sie sich ein Kissen oder ein zusammengefaltetes Handtuch unter den Kopf legen. Senken Sie Ihr Kinn, und spüren Sie, wie sich Ihr Nackenrücken streckt.

Knochen kräftigen 37

Beugen der Oberschenkel

A Liegen Sie auf der linken Seite, den Kopf auf die linke Hand gestützt, die Handfläche der rechten Hand im Brustbereich flach auf dem Boden, die Beine gestreckt.

B Heben Sie das rechte Bein. Halten Sie fünf Sekunden.

C Lassen Sie das rechte Bein allmählich wieder zurücksinken – nicht zurückfallen!

D Heben Sie das rechte Bein erneut. Halten Sie drei Sekunden.

E Heben Sie nun auch das linke Bein, und versuchen Sie, es gegen das rechte Bein zu pressen. Halten Sie drei Sekunden und lassen dann beide Beine langsam wieder zu Boden gleiten.

Wiederholen Sie 10mal auf jeder Seite.

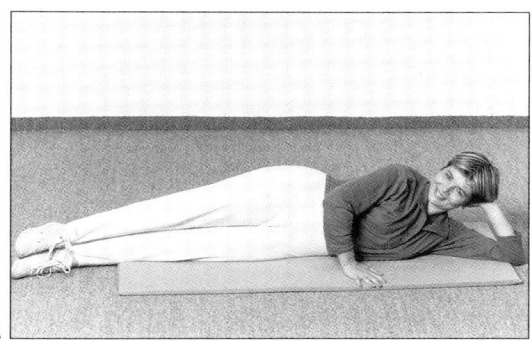

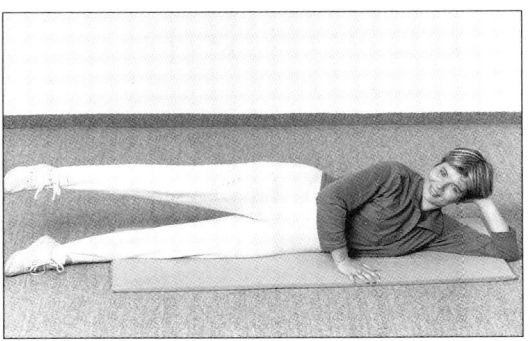

B

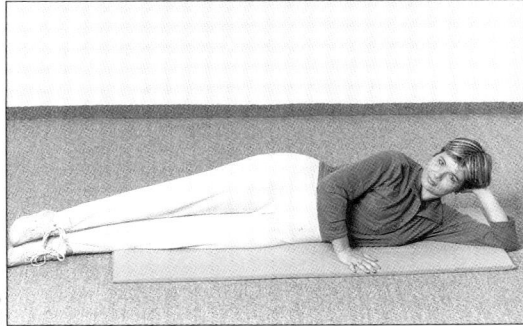

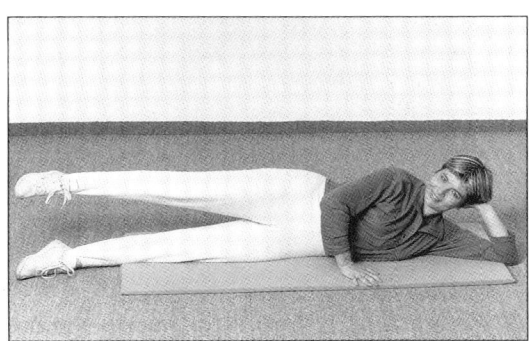

D

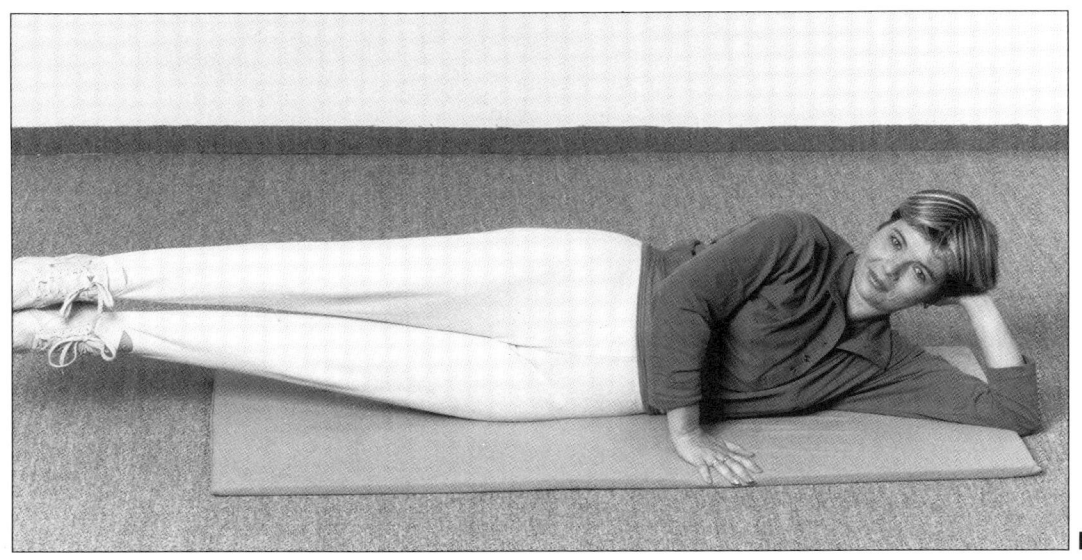

E

Knochen kräftigen 38

Beugen der Oberschenkel und Unterarme

A Liegen Sie mit ausgestreckten Armen und Beinen flach auf dem Bauch. Wange bzw. Stirn berühren den Boden während der gesamten Übung.

B Heben Sie das rechte Bein und den linken Arm. Halten Sie fünf Sekunden, und atmen Sie dabei natürlich durch. Lassen Sie Bein und Arm wieder langsam zu Boden sinken, nicht aber fallen! Wiederholen Sie 10mal abwechselnd mit rechtem Bein und linkem Arm und linkem Bein und rechtem Arm.

C Heben Sie nun beide Beine und Arme gleichzeitig. Der Kopf bleibt jedoch unten! Atmen Sie natürlich weiter. Lassen Sie Arme und Beine langsam zurücksinken. Wiederholen Sie 10mal.

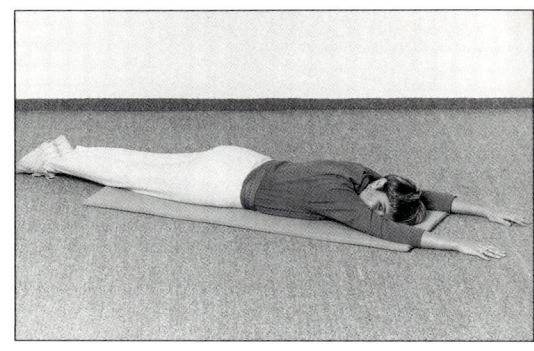

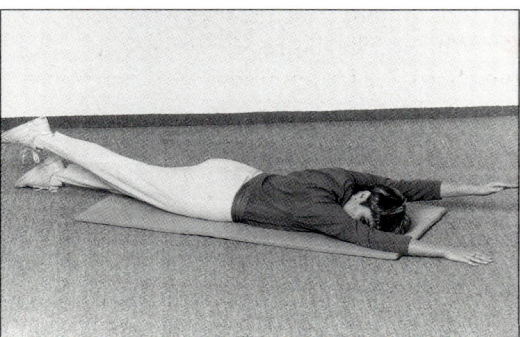

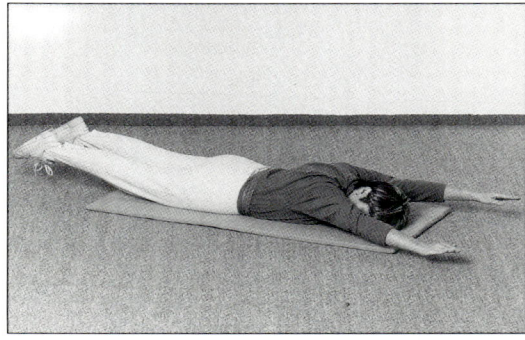

Knochen kräftigen 39

Beugen der Oberschenkel

A Liegen Sie auf der linken Seite, den Kopf auf die linke Hand gestützt, die Handfläche der rechten Hand vor Ihrer Brust flach auf dem Boden. Das linke Bein ist leicht gebeugt und das rechte Knie in Richtung Brust gezogen, so daß der Oberschenkel parallel zum Boden verläuft.

B Heben Sie das rechte Knie zur Decke hoch, und halten Sie fünf Sekunden.

C Winkeln Sie das rechte Bein nach hinten ab, so daß Unter- und Oberschenkel im rechten Winkel zueinander stehen. Halten Sie fünf Sekunden.

D Drehen Sie den rechten Oberschenkel nun so, daß die Zehen zur Decke zeigen. Fünf Sekunden halten und zurück zur Ausgangsposition A.

Wiederholen Sie die gesamte Übung 10mal auf jeder Seite.

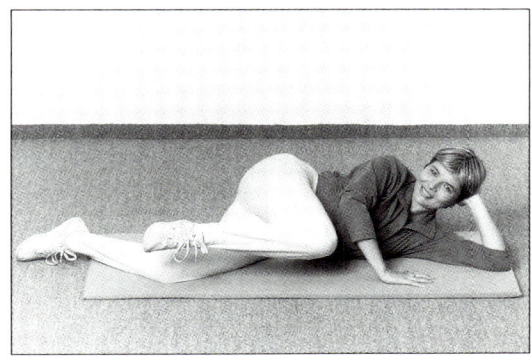

A

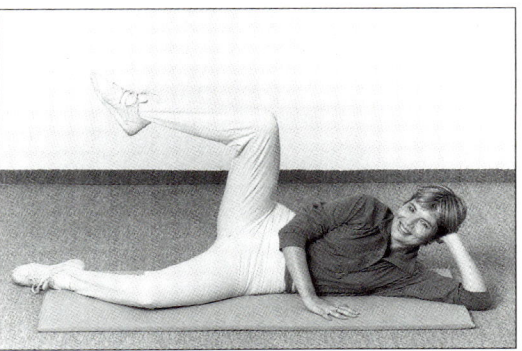

B

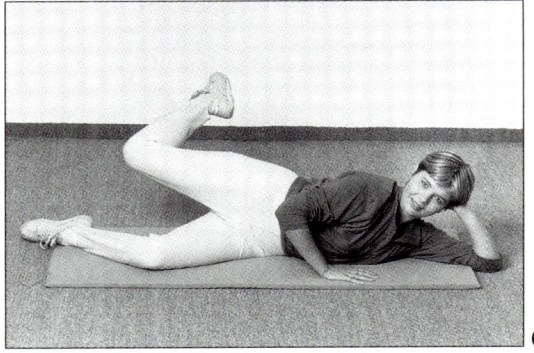

C

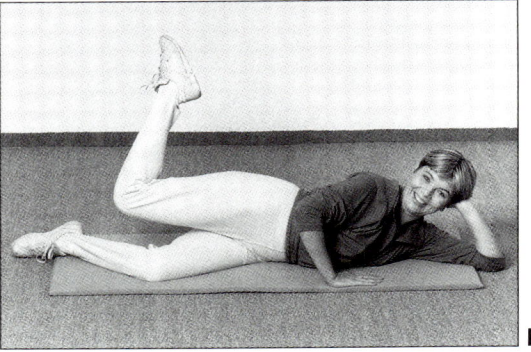

D

Knochen kräftigen 40

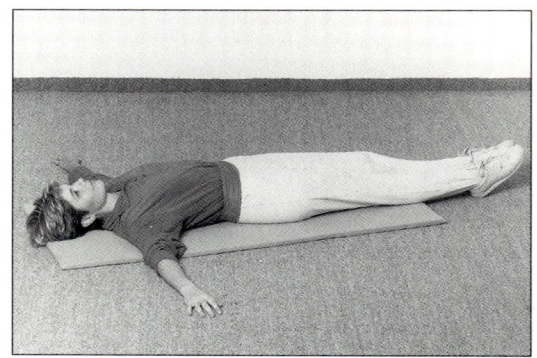

Drehen der Wirbelsäule

A Liegen Sie auf dem Rücken mit lang ausgestreckten Beinen und seitwärts ausgestreckten Armen.

B Schwingen Sie das linke Bein langsam seitlich über das rechte, bis der Fuß den Boden berührt.

C Heben Sie nun, ohne die Schultern zu bewegen, die linke Pobacke und führen das linke Bein zum rechten Arm – beugen Sie es gegebenenfalls ein wenig. Führen Sie es dann wieder über das rechte Bein in die Ausgangsposition A zurück.

Wiederholen Sie mit jedem Bein 8mal.

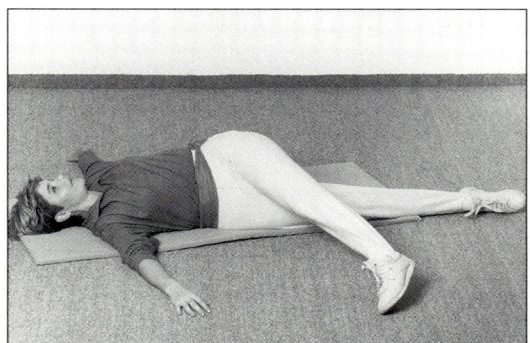

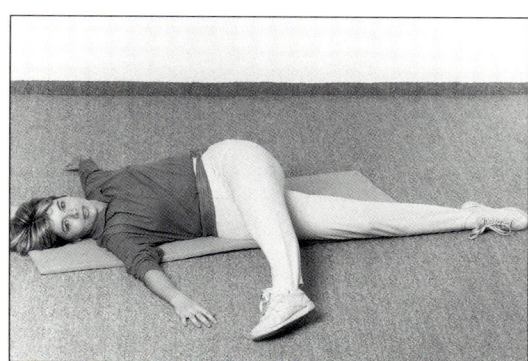

Knochen kräftigen 41

Beugen der Oberschenkel

A   Liegen Sie auf der linken Seite, den Kopf auf die linke Hand gestützt, die Handfläche der rechten Hand im Brustbereich auf dem Boden. Das linke Bein ist leicht gebeugt, das rechte Knie in Richtung Brust gezogen.

B   Strecken Sie das rechte Bein vor sich aus, die Zehen schweben dabei ein Stück über dem Boden. Halten Sie fünf Sekunden.

C   Heben Sie nun das rechte Bein auf Hüfthöhe, halten Sie zwei Sekunden und lassen es dann bis fast auf den Boden zurücksinken. Wiederholen Sie 15mal.
Wiederholen Sie 15mal auf jeder Seite.

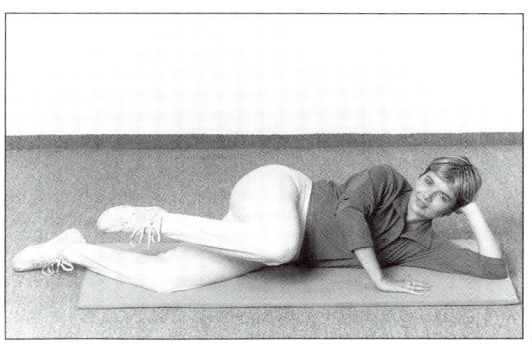

A

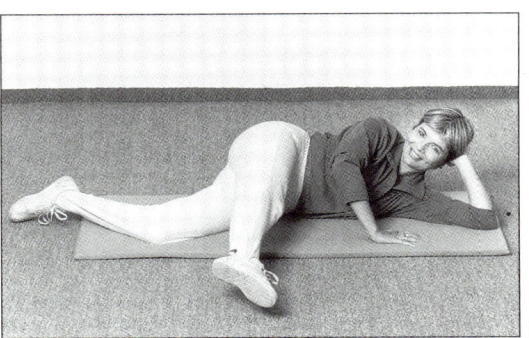

B

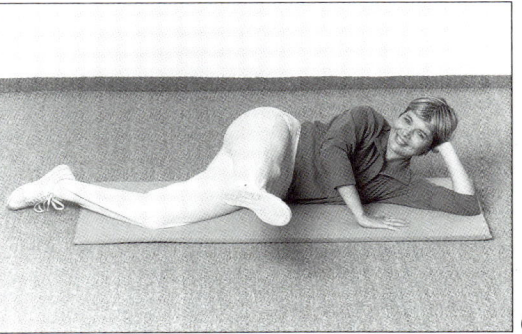

C

Knochen kräftigen 42

Strecken der Oberschenkel und Beugen der Wirbelsäule

A Ihr Partner sitzt auf dem Stuhl. Sie liegen auf dem Rücken, haben einen in ein Handtuch eingewickelten Stock in die Kniekehlen geklemmt und halten die vorderen Stuhlbeine mit beiden Händen umklammert.

B Heben Sie Ihre Knie zum Partner hin, der sich vorbeugt und den Stock an beiden Enden festhält.

C Nun zieht Ihr Partner den Stock sanft zu sich hin. Sie leisten dieser Bewegung Widerstand, indem Sie versuchen, das Gesäß nach unten zu drücken. Halten Sie vier Sekunden. Atmen Sie durch!

D Ihr Partner gibt nun den Stock frei. Sie halten das Gesäß weiterhin in der Luft schwebend. Rollen Sie den Rücken dann langsam auf dem Boden ab, und entspannen Sie ein paar Sekunden. Wiederholen Sie 8mal.

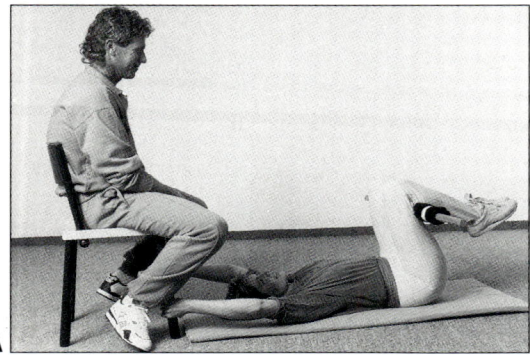
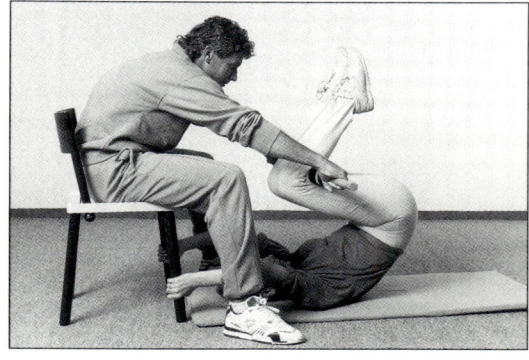

A

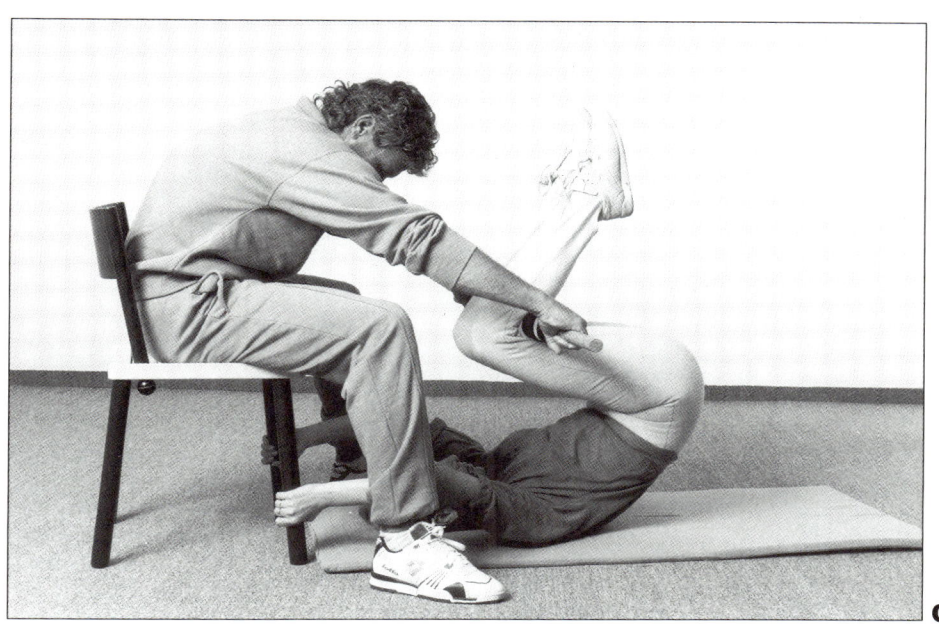

C

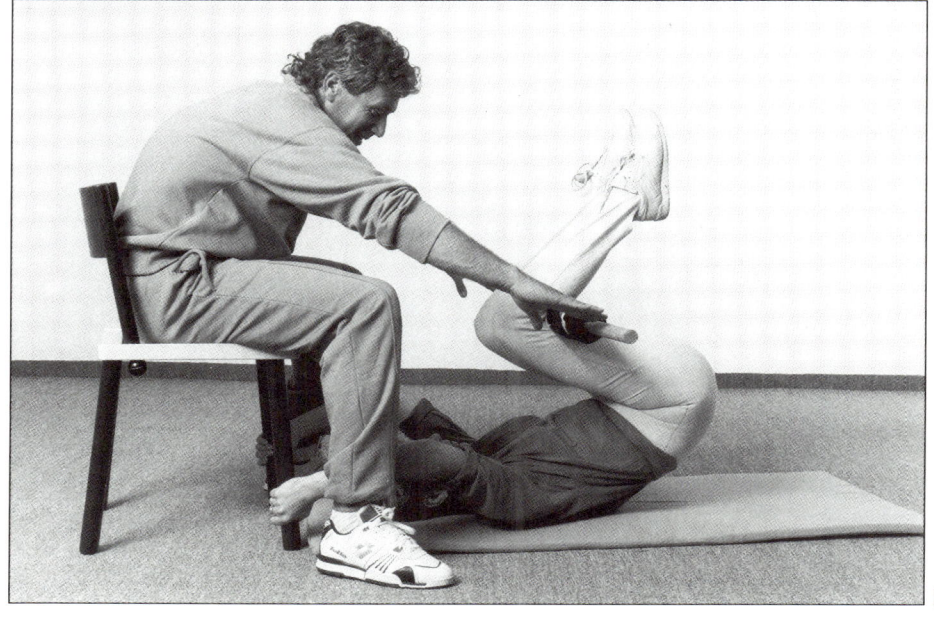

D

Knochen kräftigen 43

Beugen der Wirbelsäule und Oberschenkel, Strecken der Unterarme

A   Liegen Sie auf dem Rücken. Das Gesäß liegt an der Sprossenwand, die Beine sind senkrecht und schulterbreit gegrätscht daran hochgestellt, die Arme liegen locker seitlich am Körper.

B   Sie beugen Kopf und Schultern vor, greifen dabei im unteren Bereich nach einer Sprosse und halten fünf Sekunden.

C   Greifen Sie nun die nächste Sprosse, dann die nächst höhere Sprosse, indem Sie sich Hand für Hand höher hangeln …

D   Wenn Sie nicht mehr höher kommen, hangeln Sie sich wieder in die Ausgangsposition A zurück.

Wiederholen Sie 8mal.

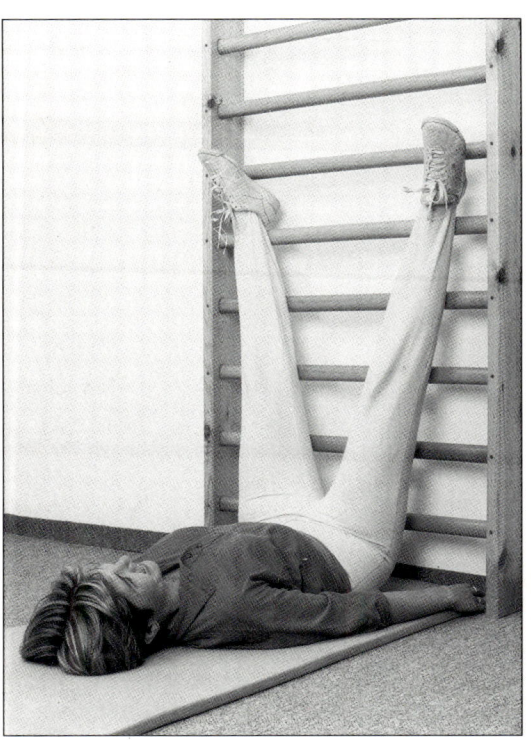

A

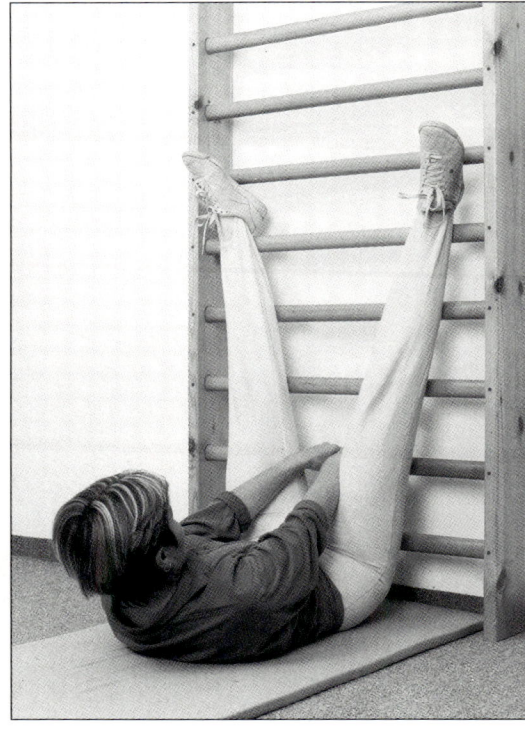

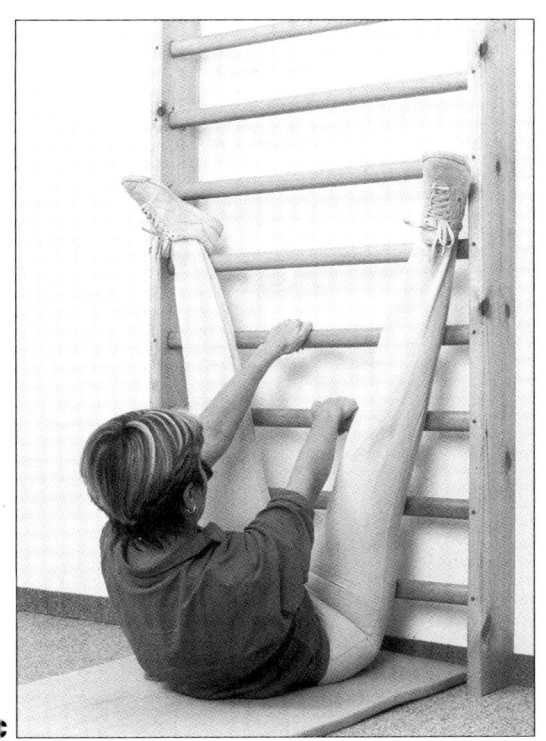

C

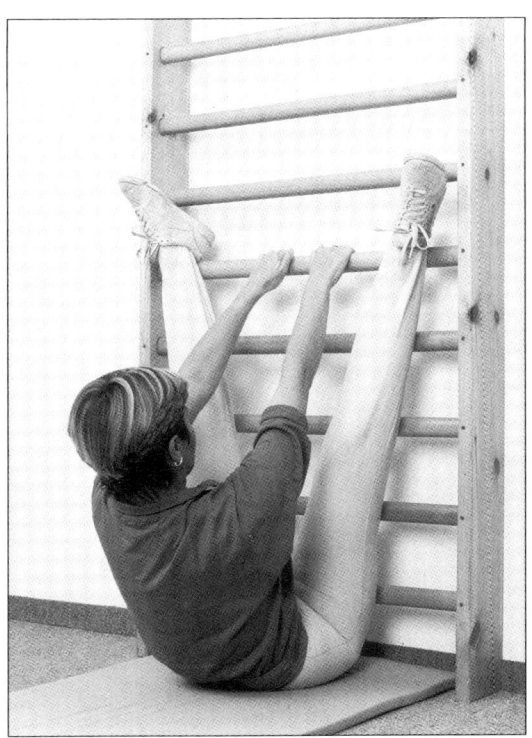

D

Kräftigungsübungen für Bauch und Rücken

Wie viele andere Muskelgruppen im Körper auch, arbeiten die Rücken- und Bauchmuskeln im wechselseitigen Verhältnis. Wenn man also den Tonus der Bauchmuskulatur verbessert, lassen sich auch Spannungen und Schmerzen in der Rückenmuskulatur zu einem Großteil lindern. Die Frauen, die an der Jerusalemer Osteoporose-Studie, mit der die Wirksamkeit von Knochenkräftigungsübungen bei Osteoporose nachgewiesen wurde (siehe Seite 136), teilnahmen, berichteten alle, daß sich ihre Rückenschmerzen dank der Kräftigungsübungen für den Bauch gebessert hätten.

Obwohl die Rückenmuskeln – zusammen mit der starken Gesäß- und Oberschenkelmuskulatur – im wesentlichen die Halte- und Stützmuskulatur ausmachen, so sind doch auch die Bauchmuskeln an der Haltung mitbeteiligt. Sie halten die inneren Organe im Bauchraum an ihrem richtigen Platz und nehmen außerdem der Rückenmuskulatur einen Teil ihrer Arbeit ab.

Alle Übungen in diesem Abschnitt werden im Sitzen oder Liegen ausgeführt. Die ersten Übungen sind leichter als die darauf folgenden. Lassen Sie sich aber dadurch nicht beirren: Versuchen Sie zunächst, die einfachen Übungen zu beherrschen, und steigern Sie sich langsam auf die erforderliche Zahl von Wiederholungen.

Die Bauchmuskeln setzen an den unteren Rippen und an verschiedenen Stellen des Beckens an. Und wie alle anderen Muskeln können auch sie sowohl konzentrisch als auch exzentrisch arbeiten. Bei der konzentrischen Aktion ziehen sich die Muskeln immer stärker zusammen und nähern so Rippen und Becken einander an. Bei der exzentrischen entspannen sich die Muskeln langsam und ermöglichen so eine kontrollierte Trennung von Rippen und Becken. Exzentrische Muskelaktion verbraucht, wie Sie bald selber feststellen werden, mehr Energie als konzentrische. Welche Muskeln genau trainiert werden, wird zu Beginn einer jeden Übung angegeben.

Bauch/Rücken 1

Gerade Bauchmuskeln

A Sitzen Sie auf dem Boden, das linke Bein gestreckt, das rechte gebeugt. Strecken Sie die Arme nach vorn aus, und halten Sie einen Gürtel an beiden Enden auf Schulterhöhe.

B Kippen Sie das Becken nach hinten, und heben Sie den rechten Fuß zwischen Ihren Händen hindurch über den Gürtel hinweg, ohne ihn zu berühren. Ein paar Sekunden halten und zurück zur Ausgangsposition A. Wiederholen Sie 10mal mit jedem Bein.

C Halten Sie den Gürtel jetzt etwas näher an der Brust, und heben Sie erneut den rechten Fuß zwischen Ihren Händen hindurch über den Gürtel, ohne ihn zu berühren. Ein paar Sekunden halten und zurück zur Ausgangsposition A. Wiederholen Sie 10mal mit jedem Bein.

D Heben Sie nun, indem Sie auf dem Gesäß das Gleichgewicht halten, beide Beine zwischen Ihren Händen hindurch über den Gürtel, ohne ihn zu berühren.

E Halten Sie einige Sekunden, und vollziehen Sie die Bewegung dann in die umgekehrte Richtung.

Wiederholen Sie D und E 10mal und halten Sie den Gürtel jedesmal näher an die Brust.

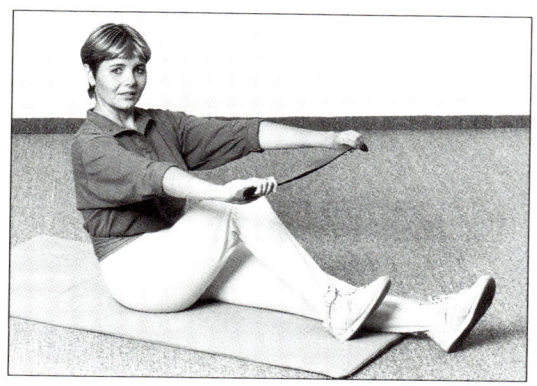
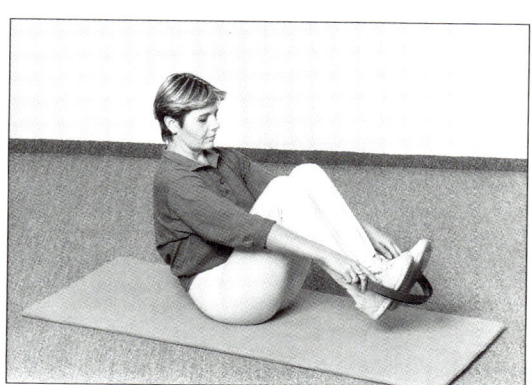

D

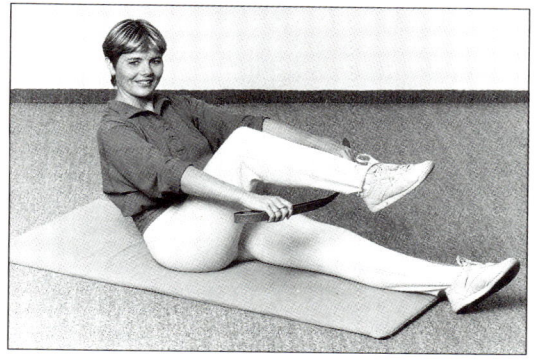
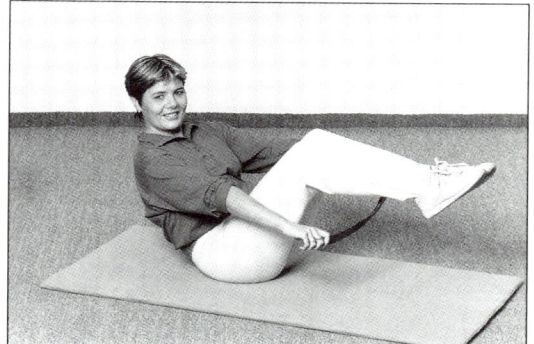

E

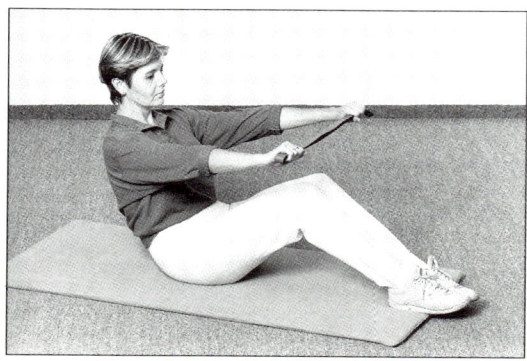

Bauch/Rücken 2

Gerade Bauchmuskeln

A Sie liegen auf dem Rücken, die Beine sind schulterbreit gegrätscht, die Füße unter die unterste Sprosse der Sprossenwand geklemmt. Die Knie sind leicht gebeugt und die Arme nach vorn ausgestreckt.

B Sie ziehen die Bauchmuskeln zusammen, heben den Oberkörper an und greifen mit den Händen zwischen Ihre Knie.

C Halten Sie sich an der Sprosse auf Schulterhöhe fest.

D Wenn Sie nicht ganz an die Sprosse heranreichen, stützen Sie sich auf einem Ellenbogen ab und greifen mit der anderen Hand nach der Sprossenwand.

E Lassen Sie die Sprosse los, und lassen Sie sich selbst langsam in die Ausgangsposition A zurückrollen. Zählen Sie beim Abrollen 1, 2, 3 und 4 beim Hinlegen. Verharren Sie so ein paar Sekunden.
Wiederholen Sie 12mal.

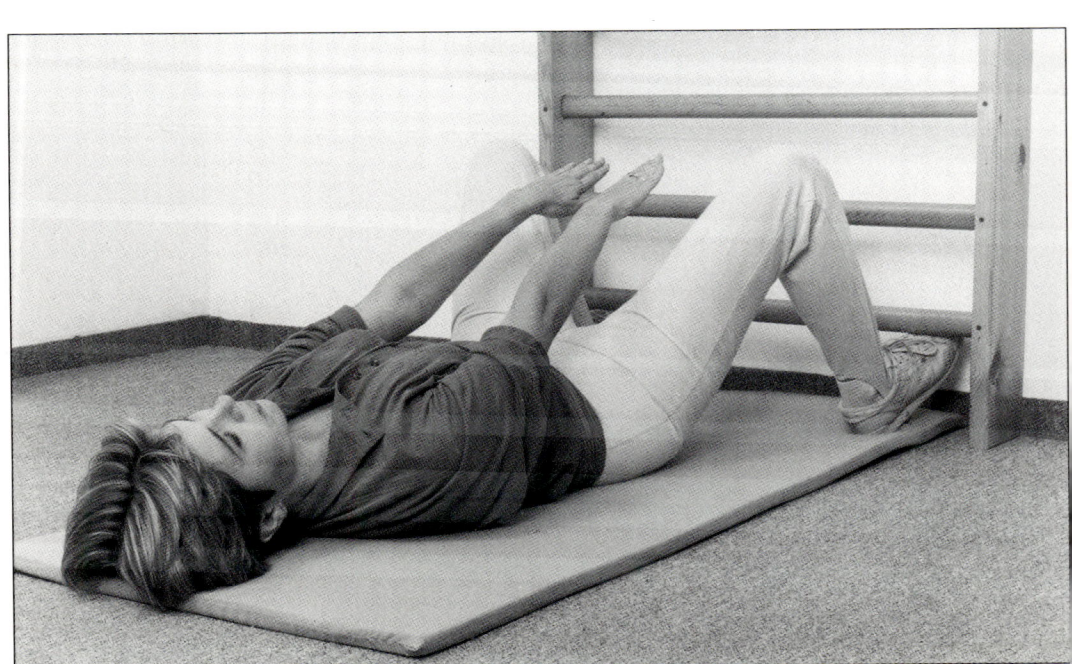

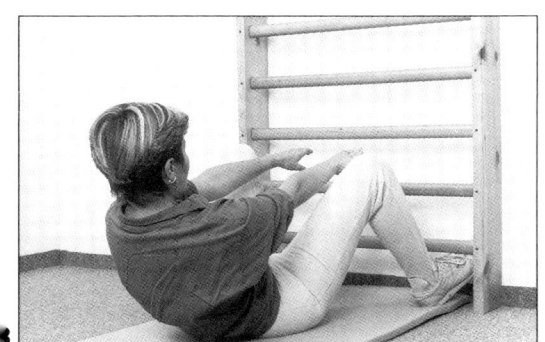

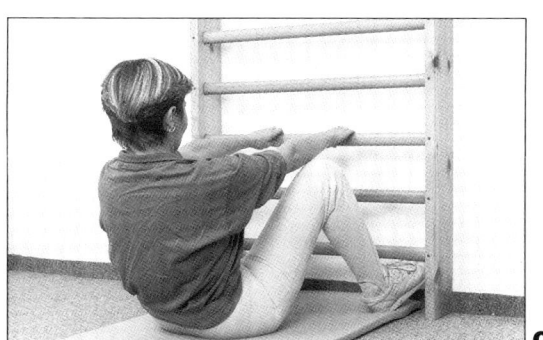

C

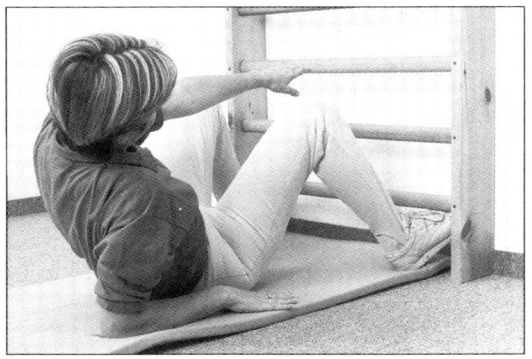

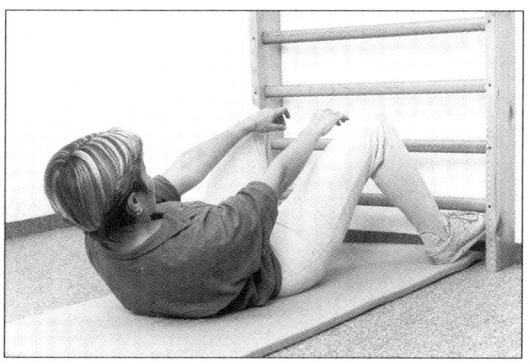

E

Bauch/Rücken 3

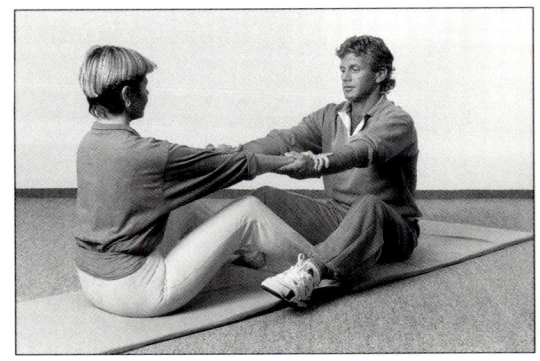

Gerade Bauchmuskeln

Diese Übung funktioniert praktisch wie die vorhergehende, nur daß sie mit Partner absolviert wird.

A Sitzen Sie Ihrem Partner auf dem Boden gegenüber, Ihre Füße unter seinen gebeugten Knien. Halten Sie sich gegenseitig am Handgelenk umfaßt.

B Kippen Sie Ihr Becken nach hinten, und lehnen Sie sich zurück, indem Sie Ihren Partner zu sich hinziehen.

C Lassen Sie seine Hände los.

D Rollen Sie sich langsam mit dem Rücken flach auf dem Boden ab und zählen dabei 1, 2, 3.

E Bei 4 liegen Sie flach auf dem Boden mit ruhig ausgestreckten Armen. Verharren Sie kurz so. Sprechen Sie mit Ihrem Partner.

F Vollführen Sie die Bewegung nun zu Ihrem Partner hin, und heben Sie dabei langsam den Oberkörper.

G Greifen Sie nach den Händen Ihres Partners.

H Ziehen Sie sich mit Hilfe Ihres Partners in die Ausgangsposition A zurück. Wiederholen Sie 15mal. Tauschen Sie die Rollen und wiederholen weitere 15mal!

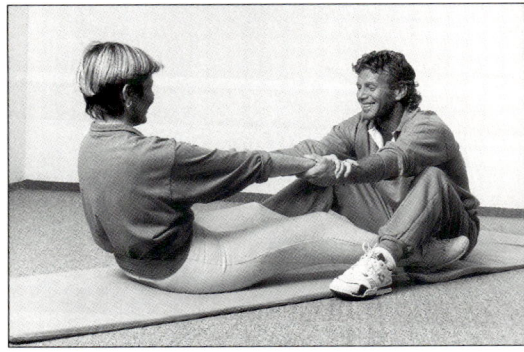

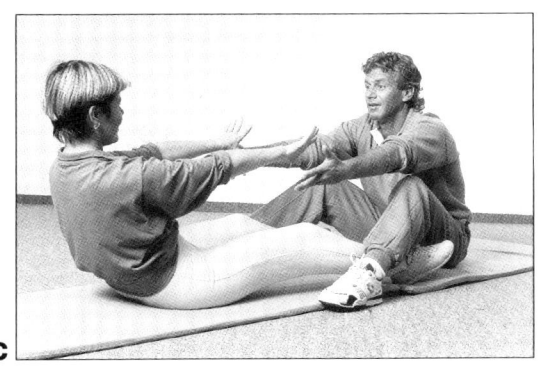

C

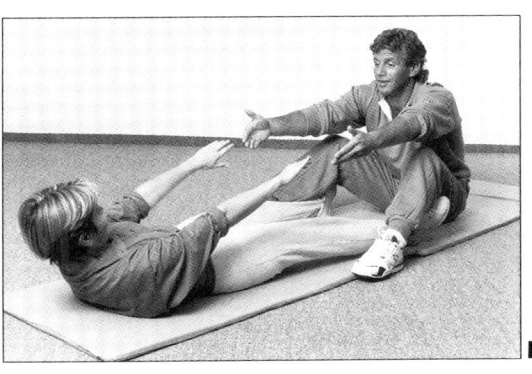

F

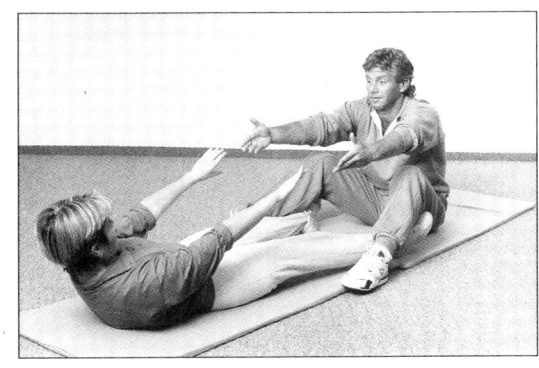

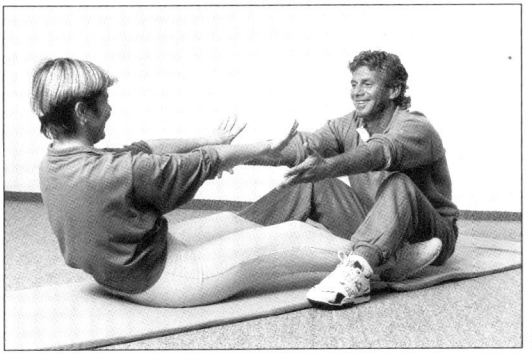

G

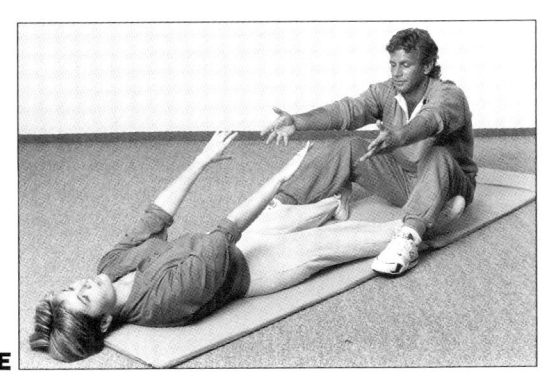

E

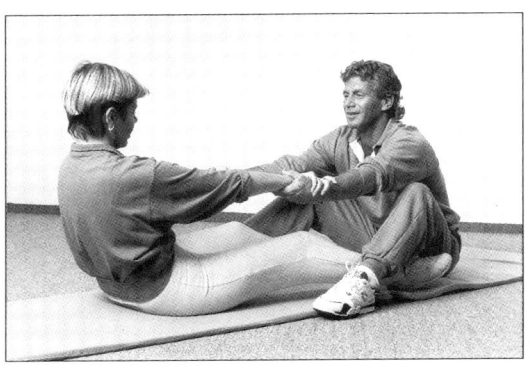

H

Bauch/Rücken 4

Gerade und schräge Bauchmuskeln

A   Liegen Sie auf dem Rücken, die Beine schulterbreit gegrätscht und leicht gebeugt, die Arme nach vorn gestreckt.

B   Heben Sie Kopf und Schultern, und krümmen Sie die Brustwirbelsäule nach vorn – die Lendenwirbelsäule bleibt dabei flach auf dem Boden. Ihre Hände sollten bis zwischen die Knie reichen. Sie halten zwei Sekunden und atmen dabei natürlich durch. Strecken Sie die Wirbelsäule wieder, und kehren Sie zur Ausgangsposition A zurück. Wiederholen Sie 10mal.

C   Krümmen Sie die Brustwirbelsäule zum rechten Knie hin, indem Sie die Arme neben das rechte Knie strecken. Sie halten zwei Sekunden, strecken die Wirbelsäule dann wieder und kehren zur Ausgangs-position A zurück. Wiederholen Sie 10mal auf jeder Seite.

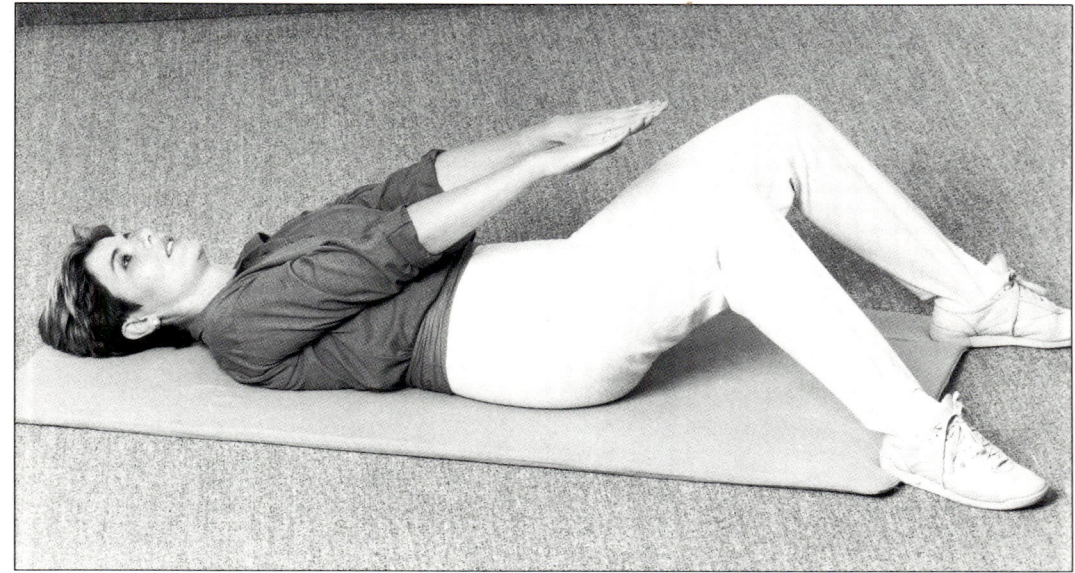

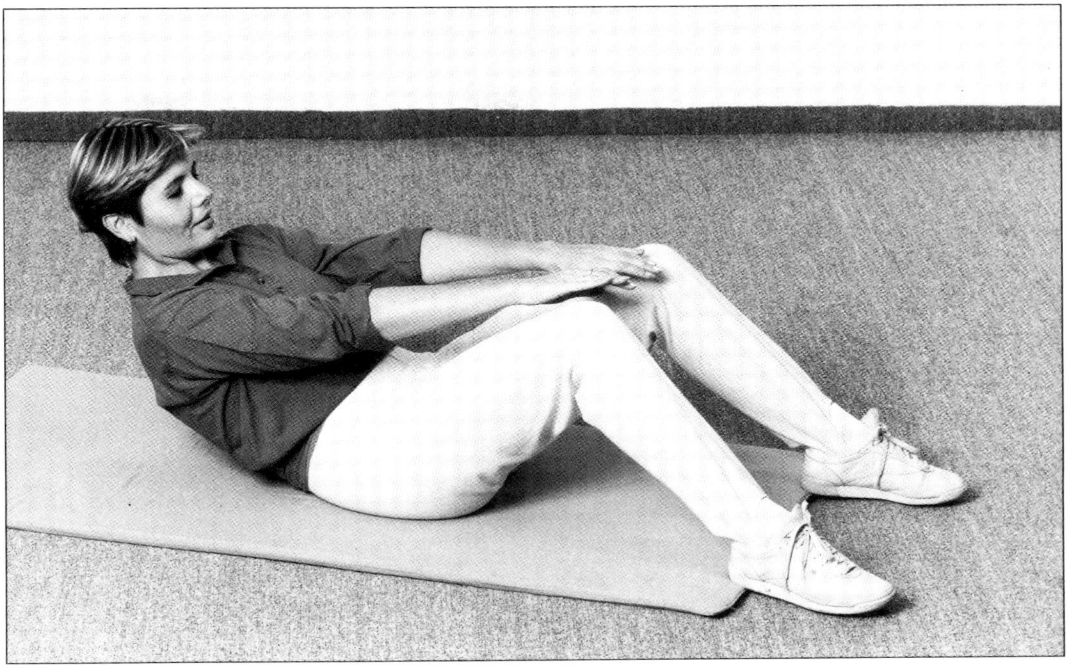

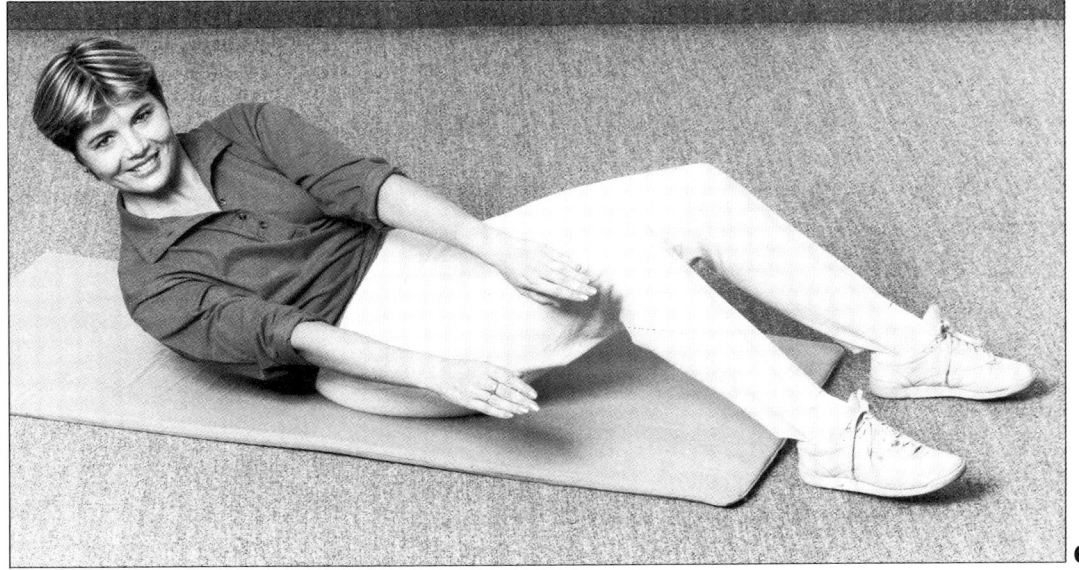

B

C

Bauch/Rücken 5

Gerade und schräge Bauchmuskeln

Diese Übung dehnt auch die Kniegelenks-beugemuskulatur, die – oft angespannten – Muskeln an der Oberschenkelrückseite.

A Sie liegen auf dem Boden, beide Beine senkrecht in die Höhe gestreckt, der rechte Fußknöchel vor dem linken. Strecken Sie beide Arme in die Höhe.

B Heben Sie den Oberkörper vom Boden, und versuchen Sie, den vorn liegenden Knöchel mit den Fingerspitzen zu berühren. Drei Sekunden halten und zurück zur Aus-gangsposition A.
Wiederholen Sie 10mal mit vorn liegendem rechten Knöchel, 10mal mit vorn liegendem linken Knöchel. Pausieren Sie, und um-schlingen Sie Ihre Knie.

C Strecken Sie nun die rechte Hand links neben die Knöchel. Sie halten drei Sekun-den, kehren langsam zur Ausgangsposition A zurück und wiederholen, wobei dieses Mal der andere Knöchel vorn liegt.

D Wiederholen Sie mit der linken Hand zur rechten Seite hin und wechseln auch hier wieder die Position der Knöchel.
Wiederholen Sie C und D 10mal. Pausieren Sie, und umschlingen Sie Ihre Knie.
Beenden Sie die Übung, indem Sie beide Arme 5mal wie in B nach oben strecken.

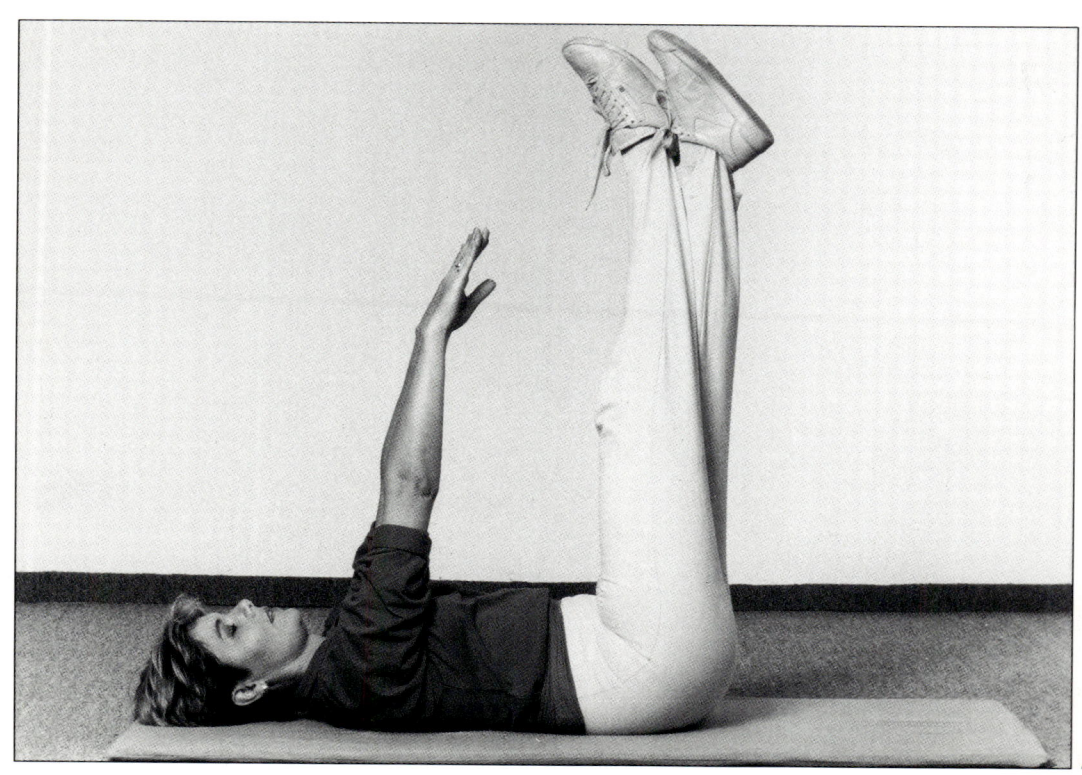

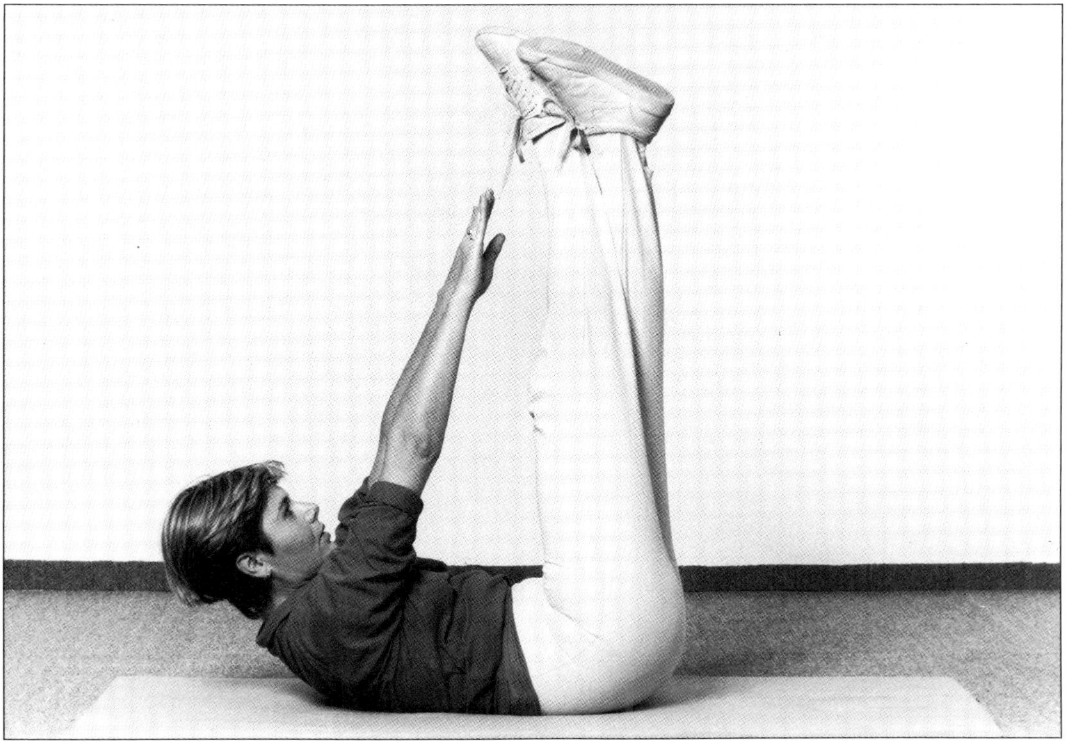

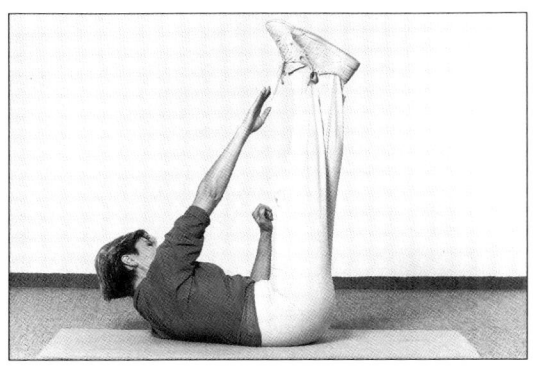

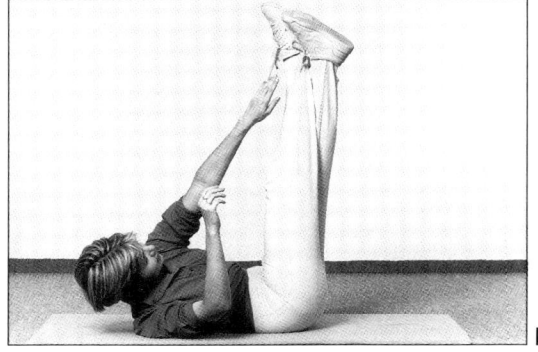

B

D

Abkühlen und Entspannen

Das Abkühlen ist ein wichtiger Bestandteil des Trainings, ebenso wichtig wie das Aufwärmen. Durch das Abkühlen wird den Muskeln Gelegenheit gegeben zu entspannen, und das Herz kann sich wieder auf seine normale Ruhefrequenz einpendeln.

Abkühlen soll etwas Angenehmes sein. Genießen Sie es, wenn Ihr Körper sich entspannt. Ein gesunder Mensch besitzt die Fähigkeit, richtig zu entspannen, und das nicht nur nach körperlicher Betätigung. Wie sonst sollten wir Streß und Ärger, mit denen wir heute tagtäglich konfrontiert werden, aushalten? So ist das auf den nächsten Seiten vorgestellte Grundprogramm auch als wertvolles Antistreßmittel zu verstehen. Und dafür nimmt es nicht einmal mehr als ein, zwei Minuten und etwas Platz auf dem Boden in Anspruch.

Abkühlen 1

A Sie liegen auf dem Boden, die Beine leicht auseinander, die Arme mit den Handflächen nach oben locker an den Seiten.
B Drücken Sie das Kinn an die Brust, und pressen Sie den Nackenrücken sanft gegen den Boden bzw. das Kissen.

Drehen Sie Ihre Beine nach innen und außen. Strecken Sie Ihre Zehen fest. Entspannen Sie wieder, und fühlen Sie dabei, wie die Entspannung langsam in Ihren Beinen aufsteigt.
Rollen Sie Ihre Arme nach innen und außen. Ballen Sie die Hände zu Fäusten und lassen sie wieder los. Fühlen Sie, wie die Entspannung dabei langsam in Ihren Armen aufsteigt.
Sie kippen Ihr Becken leicht zurück und fühlen dabei, wie sich die gesamte Wirbelsäule flach an den Boden schmiegt.

Schließen Sie die Augen. Rollen Sie den Kopf ein paarmal leicht von links nach rechts. Sie beißen die Zähne zusammen, entspannen dann Ihren Kiefer und öffnen die Lippen. Stellen Sie sich vor, wie zärtliche Hände sanft und glättend über Stirn, Wangen und Kiefer streichen.
Ihre Atmung wird leichter und weicher. Sie fühlen, wie Ihr Körper langsam schwerer wird. Lassen Sie die Stille und Ruhe, die eintritt, wenn Ihr Körper alle Spannung ablegt, ganz bewußt auf sich wirken. Erlauben Sie Ihrem Geist, ganz ruhig und klar wie die Oberfläche eines Sees zu werden.
Verharren Sie mindestens eine Minute in diesem Zustand der Entspannung.

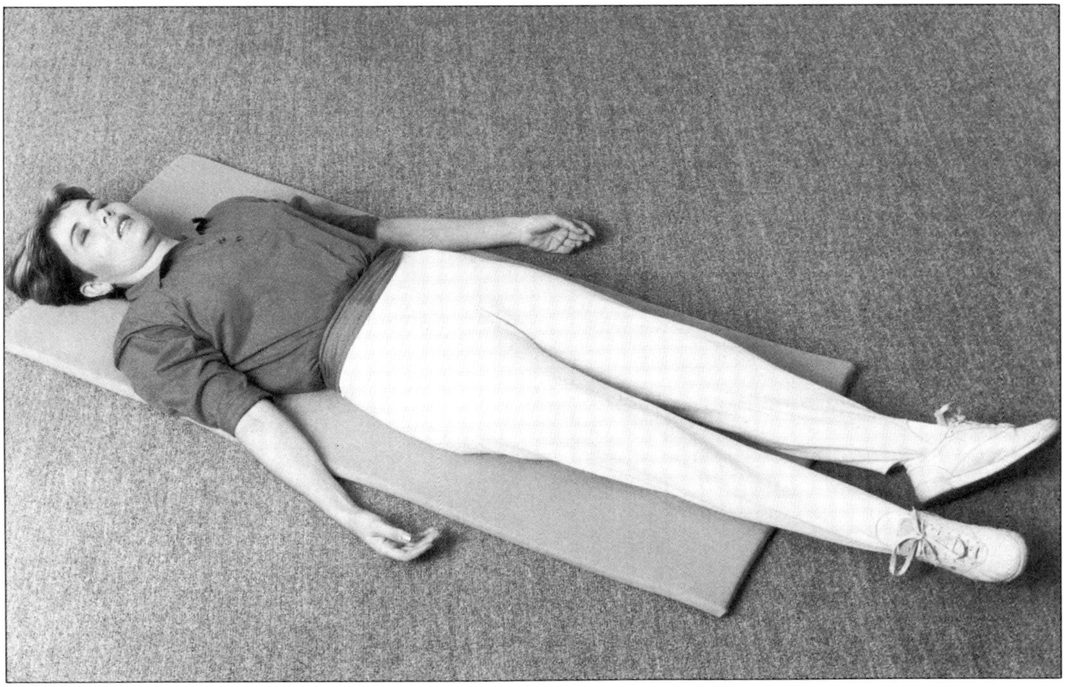

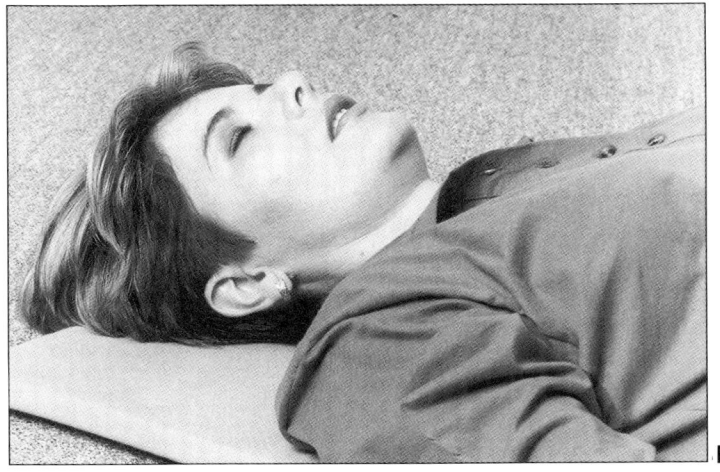

A

B

Abkühlen 2

A   Nehmen Sie die Embryonalhaltung ein: Liegen Sie auf der Seite, Arme und Beine gebeugt, Kopf vorgebeugt. Überprüfen Sie Ihren Puls.
B   Sie drücken sich hoch, indem Sie sich auf dem Unterarm und der Handfläche des anderen Arms aufstützen. Sie setzen sich auf, öffnen Ihre Augen und schenken der Welt ein Lächeln.
C   Sie knien sich mit einem Bein auf, stellen den Fuß des anderen Beins vor sich auf und drücken sich in eine stehende Haltung hoch.

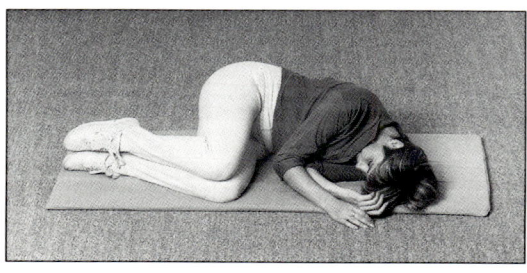

A

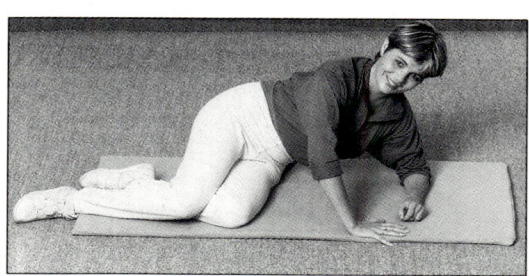

B

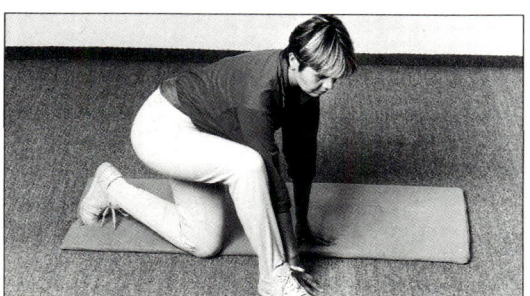

C

Abkühlen 3

A   Stehen Sie seitwärts vor einem Spiegel, Beine leicht gegrätscht, Knie leicht gebeugt, das Kinn auf die Brust gedrückt, die Arme locker an den Seiten hängend. Kippen Sie Ihr Becken nach hinten, spannen Sie Ihre Gesäß- und Bauchmuskulatur an.
B   Machen Sie Ihre Wirbelsäule langsam wieder gerade – stellen Sie sich dabei vor, wie sie sich langsam zur Decke hin streckt oder wie sich ein Wirbelkörperchen langsam wie ein Bauklötzchen auf das andere setzt.
C   Schieben Sie das Becken in seine normale Lage zurück, der Zug der Bauchmuskeln muß jedoch weiterhin spürbar sein. Balancieren Sie nun Kopf und Schultern über dem Becken aus, machen Sie Ihren Nackenrücken ganz lang und lassen die Schultern entspannt nach unten und zurück fallen.
D   Verharren Sie einige Sekunden in dieser Haltung, drehen Sie sich dann und schauen sich im Spiegel an. Das sollte Ihre Standardhaltung werden: das Becken weder zu weit nach vorn noch nach hinten gekippt, die Pobacken entspannt, die Knie ganz leicht nur gebeugt, der Oberkörper mühelos über dem Becken ausbalanciert, der Nacken lang, das Kinn gerade.

Sie gehen langsam und in fließenden Bewegungen durch den Raum und bewahren sich dabei dieses neue Gefühl einer lockeren und ausbalancierten Haltung. Mit der nötigen Ausdauer und Beharrlichkeit wird Ihnen diese neue Haltung schon bald in Fleisch und Blut übergegangen sein.

Und hiermit sind wir auch schon am Ende Ihres Übungsprogramms zur Knochenkräftigung angelangt. Sie können sich selbst dazu gratulieren, daß Sie Zeit und Mühe investiert haben, um Ihrem Körper etwas Gutes zu tun.

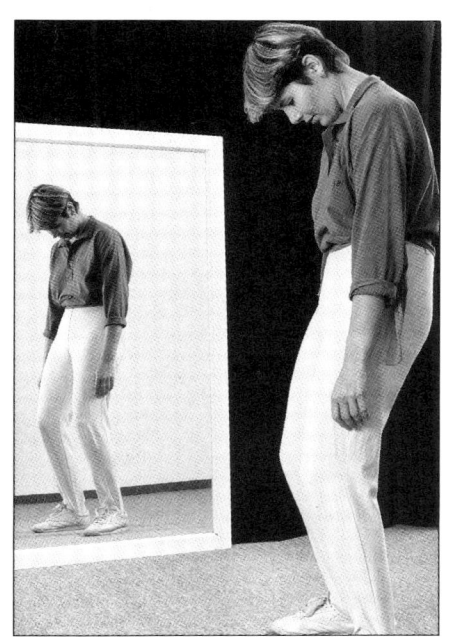

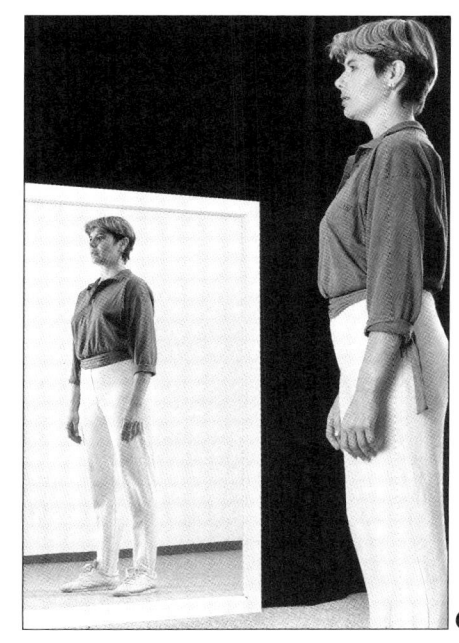

C

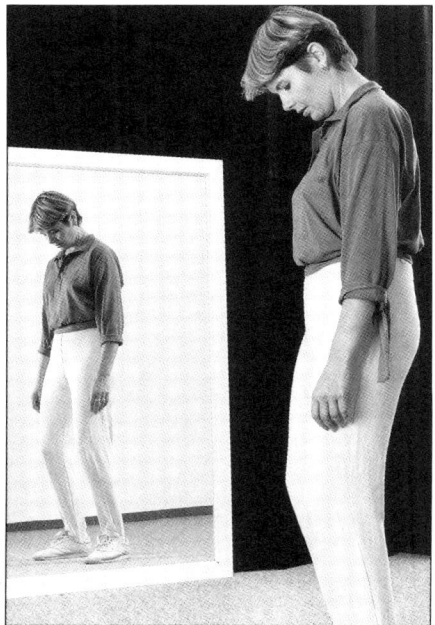

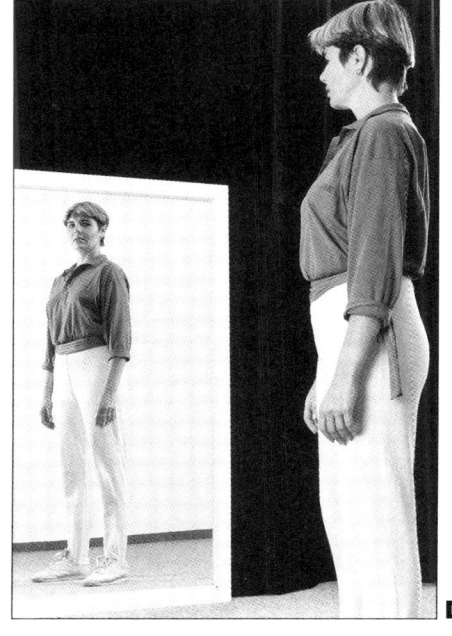

D

Osteoporose – Daten und Fakten

Osteoporose – was ist das?

Unter einer Osteoporose versteht man den fortschreitenden Verlust an Knochendichte, einen Masseverlust pro Volumeneinheit. Mit zunehmendem Alter wird der Knochen, infolge einer langsamen Verringerung der Knochenmasse, zunehmend poröser und löchrig wie ein Schwamm – daher auch der Name »Osteo-porose«. Die äußere Gestalt und das Volumen der Knochen bleiben davon normalerweise unberührt, die innere Knochenstruktur jedoch wird weicher, zerbrechlicher und bruchgefährdeter. Eine besonders bruchgefährdete Stelle bei älteren Menschen mit osteoporotischen Knochen ist der Oberschenkelhals, der obere Teil des Oberschenkelknochens.

Wir alle, ob Mann oder Frau, verlieren im Verlauf des natürlichen Alterungsprozesses langsam an Knochendichte. Bis etwa zu unserem 35. Lebensjahr haben wir unsere maximale Knochenmasse aufgebaut, danach beginnt die Knochendichte abzunehmen. Die Knochenschwundrate beträgt etwa drei Prozent *pro Jahrzehnt*. Das bedeutet für die meisten Männer, daß sie im Alter von 80 Jahren – sofern sie ein relativ aktives Leben geführt haben und nicht einer der auf Seite 120 aufgeführten Risikogruppen angehören – etwa 13,5 Prozent ihrer maximalen Knochenmasse eingebüßt haben. Dieser Knochenmasseverlust ist zwar nicht unerheblich, jedoch normalerweise nicht groß genug, um die Knochen bereits während gewöhnlicher Alltagsverrichtungen brechen zu lassen.

Bei den Frauen beschleunigt sich die Knochenschwundrate nach der Menopause, die bei den meisten Frauen um das 50. Lebensjahr eintritt. Sie kann in den folgenden zehn Jahren mehr als drei Prozent *pro Jahr* betragen. Danach verlangsamt sich der Prozeß zwar erneut, doch das weibliche Skelett hat mit 60 Jahren bereits an äußerst wichtigen Stellen dramatisch an Knochensubstanz eingebüßt.

Knochenschwund ist ein schleichender, sich nach außen hin unsichtbar vollziehender Prozeß. In seinen Anfangsstadien verläuft er asymptomatisch und verursacht auch keine Schmerzen. Dann, ohne jede Vorwarnung, bricht plötzlich ein Knochen – vielleicht bereits durch ein harmloses Stolpern. Die Frau streckt ihre Arme aus, um die Wucht des Aufpralls abzufangen, und bricht sich den Radius, den auf der Daumenseite gelegenen Unterarmknochen. Radiusfrakturen kommen bei Frauen zwischen 50 und 60 Jahren häufig vor. Gewöhnlich bricht der Knochen in Nähe des Handgelenks. Das ist deshalb sehr schmerzhaft, weil in diesem Bereich viele Muskeln und Bänder mitbetroffen sind. Doch diese Art Bruch verheilt meist ziemlich gut – oft reichen einige Wochen Gipsschiene, und zurück bleibt gewöhnlich nichts weiter als eine leichte Bewegungseinschränkung des Handgelenks und des Unterarms.

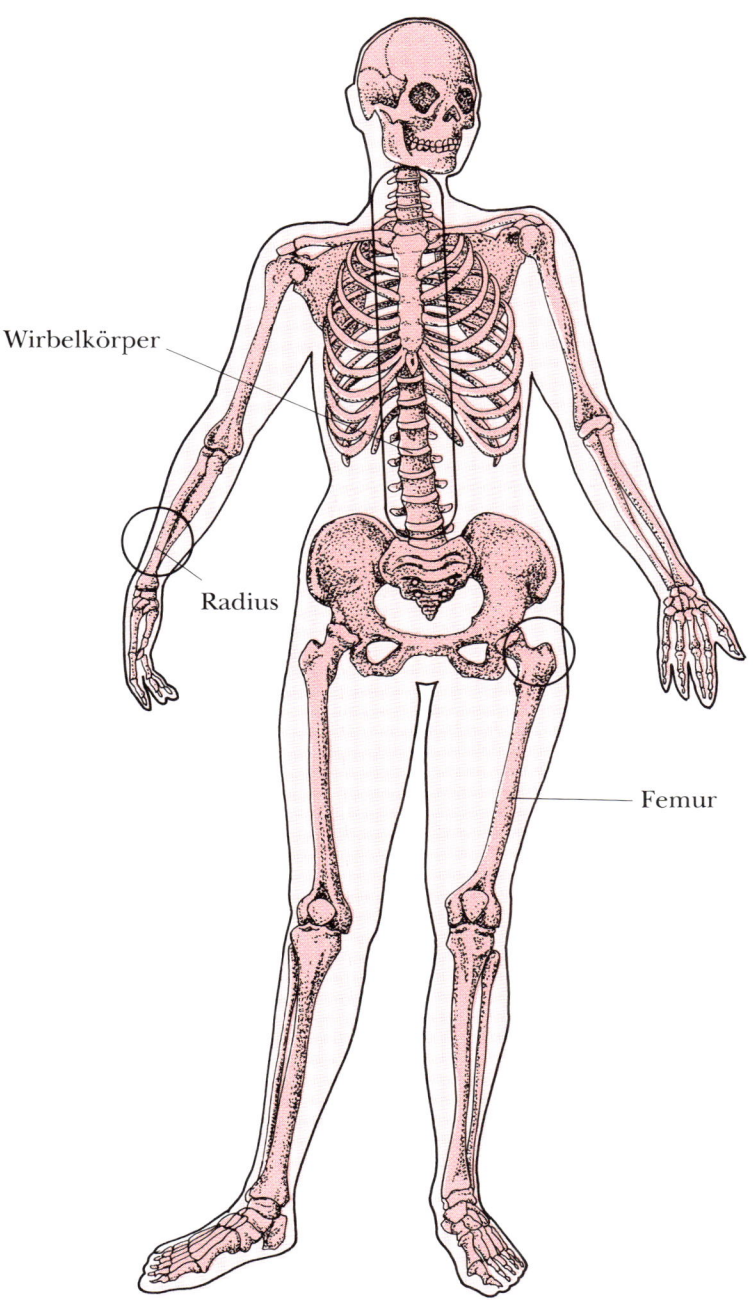

Wirbelkörper

Radius

Femur

Zu den bei Osteoporose am stärksten bruchgefährdeten Knochen gehören der Radius, der Oberschenkelhals und die Wirbelkörper.

Ab etwa 60 Jahren kommen Oberschenkelhalsfrakturen häufiger vor. Der stetige Schwund an Knochensubstanz in diesem Bereich schwächt den Knochen in einem Ausmaß, daß es hier ganz spontan zum Bruch kommt – also ohne äußere Gewalteinwirkung wie einem Sturz oder einem Schlag, sondern allein durch das Körpergewicht oder eine Muskelaktion. Oberschenkelhalsfrakturen sind im allgemeinen recht ernsthaft. In den meisten Fällen wird ein neues Hüftgelenk eingesetzt oder werden die Knochen mit Metallschrauben oder -nägeln befestigt; hierzu ist ein mehrwöchiger Krankenhausaufenthalt erforderlich. Während der Rekonvaleszenz ist der Patient nur sehr beschränkt mobil. Das wirkt sich negativ auf fast alle Körpersysteme aus, nicht zuletzt auch auf Skelett, Herz und Blutgefäße. Es kann Monate dauern, bis der Patient wieder normal gehen kann. Da Oberschenkelhalsfrakturen besonders nach dem 70. Lebensjahr auftreten, ist der Allgemeinzustand der Patienten oft schlecht, Komplikationen während und nach der

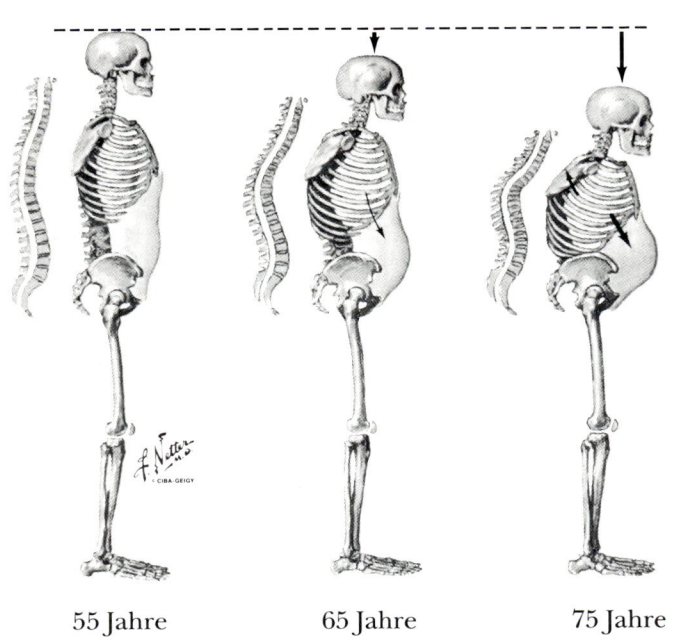

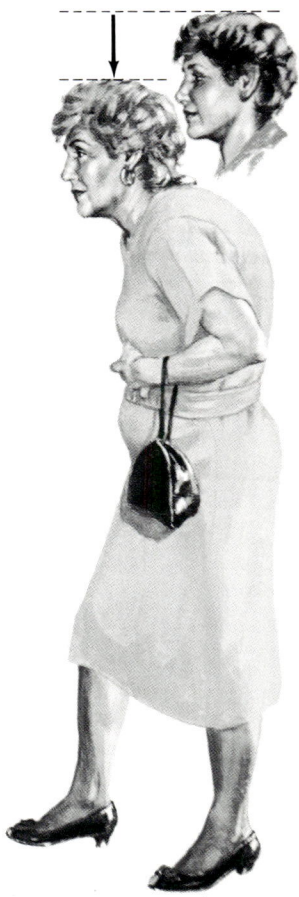

55 Jahre   65 Jahre   75 Jahre

Veränderung der Wirbelsäule und Haltung bei der Wirbelsäulen-Osteoporose. Vor allem für die Rückenwirbel im Bereich zwischen Nacken und Taille besteht die Gefahr, zusammenzubrechen. Dadurch sinkt der Brustkasten nach unten, der Bauchraum wird gestaucht und nach vorn gedrückt.

Operation sind keine Seltenheit. Die Mortalitätsrate beträgt bei älteren Frauen mit Hüftgelenksfrakturen im Jahr nach dem Bruch zwölf Prozent.

Die Rückenwirbel bzw. Wirbelkörper sind ebenfalls Osteoporose-gefährdet. Sie sind permanent der Druckbelastung durch das Körpergewicht ausgesetzt. Werden sie schwach, bekommen sie dünne Risse, und sie beginnen, in sich zusammenzusacken und sich zu verformen. Die Folge davon ist eine Reduzierung der Körpergröße von vier bis fünf Zentimetern in zehn Jahren sowie eine Wirbelsäulenverkrümmung, der sogenannte Witwenbuckel. Dieser Prozeß kann so lange fortschreiten, bis die Rippen tatsächlich auf dem Becken aufliegen – damit ist in der Regel ein Größenverlust von etwa 15 bis 20 Zentimetern verbunden. Wirbelsäulen-Osteoporose ist vor allem bei älteren Frauen weitverbreitet. Im Alter von 70 Jahren haben etwa 25 Prozent aller Frauen Risse in den Wirbelkörpern. Diese Rißbildung ist oft, jedoch nicht zwangsläufig, mit Rückenschmerzen verbunden.

Die Tatsache, daß es verschiedene Typen der Osteoporose-Fraktur gibt, die in zwei verschiedenen Altersklassen gehäuft auftreten, veranlaßte die Wissenschaftler, die Osteoporose in zwei Typen zu klassifizieren: Die »postmenopausale Osteoporose«, von der naturgemäß nur Frauen betroffen sein können, verursacht einen beschleunigten Knochenschwund nach der Menopause und Frakturen des Radius und der Wirbelkörper. Und die Alters- oder auch »senile Osteoporose«, ein langsam fortschreitender Prozeß, der für Oberschenkelhalsfrakturen – sowie eine hohe Inzidenz sonstiger Brüche – bei Männern und Frauen im weiter fortgeschrittenen Alter verantwortlich ist.

Wer ist Osteoporose-gefährdet?

Unter einem Risikofaktor versteht man eine Gewohnheit, einen Zustand oder eine Reihe von Umständen, die eine Person besonders anfällig für die Entwicklung einer bestimmten Erkrankung machen. Bei sich schleichend entwickelnden Krankheiten wie der Osteoporose, die jahrelang symptomlos verlaufen können, ist es besonders wichtig, daß die Risikofaktoren bekannt sind. Die wichtigsten sind hier aufgelistet. Leider lassen sich die einzelnen Risiken nicht genau gewichten, da die relative Bedeutung individuell unterschiedlich ist. Doch wenn Sie eine Frau sind, einen zarten Knochenbau haben und im Verhältnis zu Ihrem Körperbau beträchtlich unter Ihrem Normalgewicht liegen, sollten Sie sich bereits als Osteoporose-gefährdet betrachten. Ein Östrogenmangel nach der Menopause erhöht dieses Risiko noch.

Wegen der erhöhten Knochenschwundrate nach der Menopause sprechen sich viele Experten dafür aus, daß Frauen ab

120

dem 50. Lebensjahr eine routinemäßige Knochendichtemessung mit nachfolgend regelmäßigen Kontrollmessungen durchführen lassen sollten. Dazu stehen verschiedene schmerzlose und nichtinvasive Meßverfahren zur Verfügung, die auf den Seiten 128 ff. näher erläutert werden.

Risikofaktoren für eine Osteoporose

Alter	Inzidenz und Schweregrad der Osteoporose steigen mit zunehmendem Alter.
Geschlecht	In den ersten zehn Jahren nach der Menopause ist die Knochenschwundrate der Frauen höher als die der Männer; Osteoporose-Frakturen treten häufiger bei Frauen als bei Männern auf.
Ethnische Zugehörigkeit	Osteoporose kommt häufiger bei weißen, hellhaarigen Menschen vor.
Familienanamnese	Das Risiko steigt, wenn ein relativ naher Verwandter an Osteoporose erkrankt ist.
Frühe Menopause	Je früher die Menopause eintritt, desto größer ist das Osteoporose-Risiko.
Grazile, magere Figur	Sehr schlanke Menschen mit zarten Knochen sind Osteoporoseanfälliger als Menschen mit normalem oder schwerem Körperbau.
Bestimmte Erkrankungen	Osteoporose kann Begleiterscheinung zahlreicher Hormon- und Stoffwechselstörungen sein.
Arzneimittel	Osteoporose kann durch Langzeitbehandlung mit verschiedenen Arzneimitteln, vor allem mit Kortikosteroiden, entstehen.
Zu wenig körperliche Betätigung	Werden Knochen nicht regelmäßig mechanisch belastet, entsteht eine »Inaktivitäts-Osteoporose«.
Kalziummangel	Geringe Knochenreserven können Folge einer zu geringen Kalziumzufuhr während der Kindheit/Adoleszenz sein.
Vitamin-D-Mangel	Eine zu geringe Sonnenlichtexposition oder eine mangelhafte Vitamin-D-Zufuhr über die Ernährung beeinträchtigen die Kalziumresorption aus dem Darm.
Alkohol, Tabak, Koffein, tierisches Eiweiß	Hier scheint zwischen übermäßigem Konsum und Osteoporose ein Zusammenhang zu bestehen.

Risikofaktoren, auf die wir keinen Einfluß haben

Alter und Geschlecht Ab etwa dem 35. Lebensjahr beginnt der Knochenabbau den -aufbau zu überwiegen, der Knochenschwund setzt ein. Mit jedem weiteren Lebensjahrzehnt nimmt die Wahrscheinlichkeit zu, daß sich die Symptome einer Osteoporose – Frakturen, Rückenschmerzen, Größenverlust, Rundrücken – manifestieren. Darüber hinaus ist nach der Menopause für Frauen die Osteoporose-Anfälligkeit vier- bis fünfmal größer als für Männer. Denn nach der Menopause stellen die Eierstöcke die Produktion des weiblichen Geschlechtshormons Östrogen, ein wichtiger Schutzfaktor vor Knochenverlust, ein.

Ethnische Zugehörigkeit Aus Umfragen in verschiedenen Kontinenten geht hervor, daß Personen weißer Hautfarbe und solche, die nordeuropäischer oder asiatischer Abstammung sind, häufiger an Osteoporose erkranken als Personen afrikanischer Abstammung.

Familienanamnese Auch die Vererbung scheint bei der Entwicklung einer Osteoporose nach der Menopause eine Rolle zu spielen. Frauen, deren Großmütter, Mütter oder Schwestern an Osteoporose leiden/litten, scheinen stärker gefährdet zu sein. Studien mit eineiigen Zwillingen haben bewiesen, daß die maximale Knochenmasse und die Knochenschwundrate bis zu einem gewissen Grad genetisch festgelegt sind.

Risikofaktoren, auf die wir einen gewissen Einfluß haben

Frühe Menopause Wie wir bereits erfahren haben, steigt die Knochenschwundrate in den ersten zehn Jahren nach der Menopause stark an, und zwar unabhängig davon, ob die Menopause mit 50 eingetreten ist oder früher, zum Beispiel nach operativer Entfernung der Eierstöcke. Ganz pauschal kann gelten: je früher die Menopause, desto größer das Osteoporose-Risiko. Bei der Entfernung der Gebärmutter setzt zwar die Menstruation aus, auf die Knochenmasse hat das jedoch kaum Einfluß, da die Eierstöcke weiterhin aktiv sind. Die Eierstöcke produzieren im wesentlichen Östrogen. Ein Mangel an diesem Hormon ist möglicherweise eine Hauptursache für Osteoporose bei Frauen, auch wenn noch nicht bekannt ist, wie dies Knochenbildung und -abbau beeinflußt. Jede Frau, deren Gebärmutter entfernt wurde, sollte wissen, ob ihr dabei die Eierstöcke belassen wurden.

Tritt die Menopause mit 45 Jahren oder sogar früher ein, sollte unbedingt ärztliche Hilfe in Anspruch genommen werden.

Magerer, graziler Körper Verschiedene Wissenschaftler haben festgestellt, daß Frauen mit zarten, dünnen Knochen anfälliger für Osteoporose-Frakturen sind als Frauen mit kräftigerem Knochenbau. Das liegt wahrscheinlich daran, daß ihre maximale Knochenmasse von vornherein niedriger ist und sie somit auf weniger Reserven zurückgreifen können, wenn der Knochenschwundprozeß einsetzt. Deshalb werden ihre Knochen früher schwach. Darüber hinaus werden im Fettgewebe kleine Mengen weiblicher Geschlechtshormone produziert, selbst wenn die Eierstockfunktion bereits zum Erliegen gekommen ist. So verfügen stabilere Frauen auch nach der Menopause noch über eine gewisse Menge an Östrogen, das in gewissem Umfang vor schnellem Knochenschwund schützen kann. Magere Frauen dagegen verfügen eben nicht über diese Fettreserven. Und schließlich sorgt auch das größere Körpergewicht kräftigerer Frauen für eine mechanische Dauerbelastung ihrer Knochen und wirkt so stimulierend auf das Knochenwachstum. Zu guter Letzt wirkt Fettgewebe auch noch stoßdämpfend und senkt so die Bruchgefahr.

Das soll nun aber nicht heißen, daß Zunehmen als eine Art Osteoporose-Prophylaxe empfehlenswert ist. Übergewicht hat ja, wie wir alle wissen, eine Reihe ernsthafter Nachteile, zu denen nicht zuletzt die Überlastung von Herz, Kreislauf und Gelenken gehört. Eine übertriebene und bewußt herbeigeführte Gewichtsreduktion jedoch sollte vermieden werden, da es in Extremfällen zu einem Ausfall der Eierstockfunktion kommen kann. So macht die als Magersucht bekannte Anorexia nervosa beispielsweise zumindest vorübergehend unfruchtbar und schädigt Herz, Leber und Nieren.

Bestimmte Erkrankungen Osteoporose kann auch eine Begleiterscheinung bestimmter Erkrankungen sein, durch die der Stoffwechsel direkt oder indirekt beeinträchtigt wird. Wird die zugrundeliegende Ursache richtig diagnostiziert und behandelt, läßt sich der osteoporotische Prozeß in aller Regel stoppen oder sogar zurückbilden. Zu diesen Osteoporoseverursachenden Erkrankungen zählen eine Überfunktion der Schild- oder Nebenschilddrüse, chronische Niereninsuffizienz sowie Diabetes mellitus. Besonderes Gewicht kommt hier den Störungen in der Produktion von Geschlechtshormonen beim Mann zu. Da Männer ja nun einmal weder Eierstöcke noch eine Menopause haben, spielt der Östrogenmangel, die Hauptursache für Osteoporose bei Frauen, bei ihnen keine Rolle. Dafür kann aber sogar bei jungen Männern eine hormonale Unterfunktion der Hoden (Hypogonadismus) bereits zur Osteoporose führen. Und schließlich können auch Alkoholismus, verschiedene Malabsorptionssyndrome (Störungen mit unzureichender Nährstoffabsorption aus dem Darm) sowie bestimmte Tumorarten Osteoporose verursachen.

Arzneimittel Die Arzneimittel, die am häufigsten an der Entstehung einer Osteoporose beteiligt sind, sind die Kortikosteroide. Sie werden wegen ihrer entzündungshemmenden, antiallergischen und antirheumatischen Wirkung eingesetzt. Bei langfristiger und hochdosierter Anwendung können sie massive Nebenwirkungen hervorrufen. Sie werden daher im allgemeinen nur verschrieben, wenn es keine anderen Alternativen gibt. Die knochenschädigende Wirkung des Kortisons läßt sich durch die Gabe von Vitamin-D- und Kalzium-Ergänzungen zwar nicht völlig aufheben, so aber doch zumindest eindämmen.

Risikofaktoren, die wir ausschalten können

Zu wenig körperliche Betätigung Wissenschaftliche Untersuchungen haben mehrfach bewiesen, daß erzwungene Inaktivität zu der als »Inaktivitäts-« oder »Immobilitäts-Osteoporose« bekannten Form des Knochenschwunds führt. Erzwungene Inaktivität kann eine längere ärztlich verordnete Bettruhe oder auch, bei Raumfahrern, ein mehrwöchiger Aufenthalt im Weltraum sein. Ähnliche, wenn auch nicht so schnell eintretende und weniger drastische Auswirkungen hat eine vorwiegend sitzende Lebensweise. Leider sind wir, die Bewohner der westlichen Welt, körperlich nicht so aktiv, wie wir sein sollten. Wie sich körperliche Aktivität auf das Knochenwachstum auswirkt, wird auf Seite 133 ff. behandelt.

Kalziummangel Das Knochengewebe besteht im wesentlichen aus Kalziumsalzen – zusammen mit den Phosphaten geben sie dem Knochen seine feste Struktur. Begünstigt eine zu niedrige Kalziumzufuhr über die Nahrung auf Dauer auch eine Osteoporose, so kann sie doch nicht alleinige Ursache sein. Die zusätzliche Gabe von Kalzium allein kann Osteoporose deshalb auch weder heilen, noch ihr vorbeugen. Dessen ungeachtet sind sich die meisten Experten darin einig, daß eine ausreichende tägliche Kalziumzufuhr ein Leben lang notwendig ist, um Knochenschwund vorzubeugen. Welche Bedeutung Kalzium für gesunde Knochen hat, können Sie auf Seite 138 nachlesen.

Alkohol, Tabak, Koffein, tierisches Eiweiß Zahlreiche Untersuchungen haben bewiesen, daß Oberschenkelhalsfrakturen bei Alkoholikern beiderlei Geschlechts häufiger vorkommen als bei Nichtalkoholikern derselben Altersstufe. Bei Raucherinnen tritt die Menopause im allgemeinen früher ein als bei Nichtraucherinnen – ihr Osteoporose-Risiko ist dementsprechend auch höher. Nikotin nämlich ist ein Östrogen-Antagonist. Dennoch ist derzeitig nicht eindeutig geklärt, ob

Rauchen nicht *per se* schon ein Risikofaktor für Osteoporose ist. Und auch übermäßiger Koffeinkonsum – Koffein kommt in Tee, Kakao, Schokolade und natürlich Kaffee vor – gilt als Risikofaktor. Und schließlich scheint auch ein Zusammenhang zwischen Osteoporose und dem Konsum großer Mengen an tierischem Eiweiß zu bestehen.

Wie Knochen auf- und abgebaut wird

Da Sie nun einiges über die Folgen und Ursachen des Knochenschwunds wissen, werden Sie sicherlich auch mehr über den Knochen selbst erfahren wollen.

Der innere Aufbau des Knochens, der dem bloßen Auge nicht zugänglich ist, ist von geradezu eleganter Schönheit. Auf den ersten Blick mag der Knochen hart und leblos, wie ein langweiliges, aber notwendiges Material, an dem Bänder und Sehnen aufgehangen sind, aussehen. Tatsächlich aber ist der Knochen so komplex, dynamisch und aktiv wie jedes andere Körpergewebe auch.

Knochen gehört zu den Geweben, die in der fetalen Entwicklung erst zum Schluß gebildet werden. Bei der Geburt besteht der Knochen noch vornehmlich aus Knorpel, der weich und biegsam ist. Er enthält jedoch bereits kleine Knochenkerne, das heißt Verknöcherungs- bzw. Ossifikationszentren, von denen schrittweise die Knochenbildung ausgeht, um den Knorpel schließlich völlig zu ersetzen. Unser gesamtes Leben lang, vom Säuglings- bis zum Greisenalter, sind unsere Knochen einem ständigen Umbauprozeß unterworfen. Auf diese Art wird verschlissener Knochen durch neuen ersetzt und heilen Frakturen. Bis zum Ende der Adoleszenz, also bis etwa zum Alter von 18 bis 20 Jahren, gehört dieser kontinuierliche Umbauprozeß ganz natürlich zum allgemeinen Wachstum. Zwischen 20 und 30 wächst der Knochen zwar weiter, nimmt aber nicht mehr an Länge zu, sondern wird einfach nur noch kräftiger. Mit ungefähr 35 Jahren wird dann die maximale Knochenmasse erreicht, danach nimmt sie allmählich wieder ab. Der Knochenab- und -aufbau jedoch hält – natürlich auf einem niedrigeren Niveau – bis ins hohe Alter an.

Knochensubstanz ist praktisch unvergänglich. Sie kann, in fast unverändertem Zustand, Tausende von Jahren alt werden. Das liegt daran, daß sie zu etwa 65 Prozent aus einem anorganischen Material, den sogenannten Hydroxyl-Apatit-Kristallen, besteht – einem Salz, das sich aus Kalzium und Phosphor zusammensetzt. Die restlichen 35 Prozent sind organisch und bestehen vornehmlich aus einem fibrillären Protein, dem Kollagen. Kollagen ist Hauptbestandteil aller anderen Bindegewebe im Körper – Haut, Knorpel, Sehnen, Bänder und Faszien. Das Wort Kollagen stammt aus dem griechischen *kolla* und bedeutet höchst treffend »Leim«. So wurde einige Zeit aus tierischen Knochen hergestellter Leim in großem Umfang in der Möbelindustrie eingesetzt. An seine Stelle ist heute synthetischer Kunststoffkleber getreten.

An die dünnen (weniger als ein Tausendstel Millimeter) Kollagenfasern lagern sich die noch dünneren Hydroxyl-Apatit-Kristalle an. Die so verstärkten Kollagenfasern finden sich zu Faserbündeln zusammen, die sich wiederum zu komplizierten dreidimensionalen Strukturen organisieren, die den mechanischen Belastungen der Schwerkraft, des Muskelzugs und von Stößen standhalten sollen. Diese Struktur macht den Knochen zu einem der wirtschaftlichsten Baumaterialen der Natur.

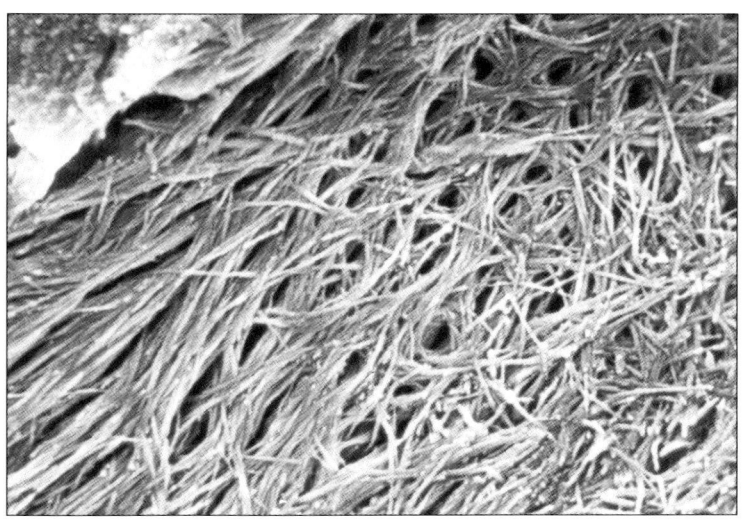

Mehrfach vergrößerte elektronenmikroskopische Aufnahme von Kollagenfaserbündeln im Knochen.

Wenn Sie einen Knochen im Längsschnitt betrachten (Seite 126), werden Sie feststellen, daß er wie ein hohles Rohr aussieht. Die Wand dieser Röhre besteht aus einem einige Millimeter dicken kompakten Knochen. Diese dichte Außenschicht des Knochens wird als »Kompakta« bezeichnet. Der Hohlraum im Zentrum der Röhre ist mit einer weichen, halbwegs flüssigen Substanz gefüllt, dem Knochenmark. Die Aufgabe dieses äußerst aktiven Gewebes besteht darin, neue Blutzellen zu bilden und diese mit dem Blut in alle Körperteile in Umlauf zu bringen.

Zu den beiden Enden des Knochens hin wird die Wand der Röhre dünner, vielleicht noch einen Millimeter dick, und die zentrale Markhöhle enthält hier jetzt eine andere Knochenart. Diese besteht aus demselben Material wie die Kompakta – Kollagenfasern mit eingelagerten Hydroxyl-Apatit-Kristallen –, hat aber eine lockerere, schwammartige Struktur. Die Knochenbälkchen, die dieses Netzwerk bilden, werden Trabekel

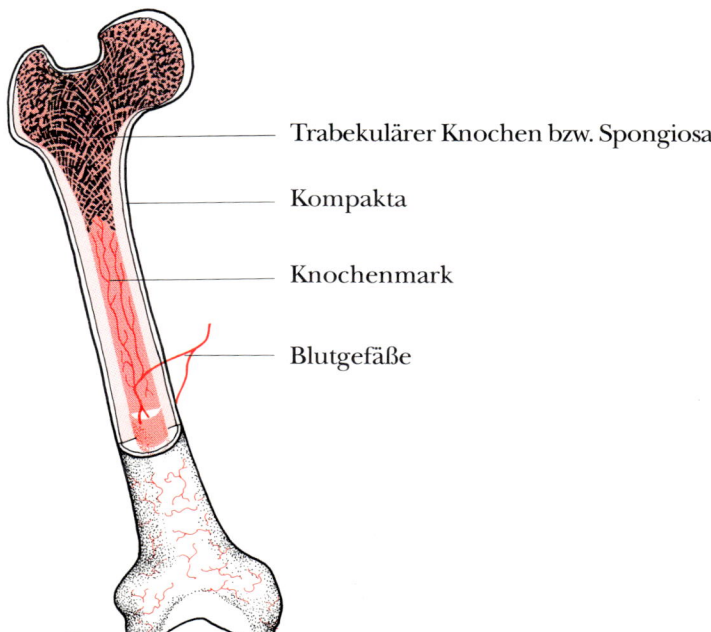

Trabekulärer Knochen bzw. Spongiosa

Kompakta

Knochenmark

Blutgefäße

Längsschnitt durch einen normalen Oberschenkelknochen. Zu sehen ist hier der röhrenartige Charakter der langen Knochen und die netzartige Struktur der Knochenendstücke. Die Wirbelkörper sind vollständig mit diesem schwammartigen Knochen ausgefüllt.

bzw. lateinisch »Trabeculae« genannt, was so viel wie »Gerüst« heißt. Man spricht von diesem Knochen als »trabekulärer« oder »schwammartiger« Knochen bzw. Spongiosa. Die Wirbelkörperchen der Wirbelsäule etwa bestehen aus dieser Spongiosa, die von einer dünnen Schicht Kompakta umhüllt ist.

Kompakta und trabekulärer Knochen sind Meisterwerke mechanischer Konstruktion. Leben wird ihnen durch die Knochenzellen, die Osteozyten, gegeben. Diese Zellen tauschen kleine Kalziummengen zwischen Knochen und Blut aus, um den Kalziumspiegel im Blut konstant zu halten. Sie sind durch ein Netzwerk dünner Zytoplasma-Fortsätze miteinander verbunden, die in dünnen Kanälen, den sogenannten »Canaliculi«, liegen. Und schließlich wird die Kompakta noch von einem weiteren Kanalnetz durchzogen, das kleine Blutgefäße enthält. Diese versorgen die Osteozyten mit Sauerstoff und Nährstoffen und sind außerdem für andere Knochenzelltypen – jenen, die mit dem Knochenabbau und -aufbau befaßt sind – der Zugangsweg zu fast allen Teilen der Kompakta. In der Spongiosa ist der Nährstoff- und Sauerstofftransport sogar noch einfacher, weil die Trabekel mit Knochenmark gefüllt sind.

Knochenerneuerung wird durch einen Umbauprozeß erreicht, bei dem alter Knochen abgebaut werden muß, bevor neuer Knochen an seine Stelle treten kann. An diesem Prozeß sind zwei Zellpopulationen beteiligt: die Knochenfreß- und die

Knochenbildungszellen. Die Knochenfreßzellen bzw. »Osteo-klasten« treten zuerst auf den Plan und beginnen damit, kleine Bereiche kalzifizierten Kollagens abzubauen und aufzulösen und so bereits bestehende Knochenhöhlen zu vergrößern. In-nerhalb weniger Tage haben sie so ein zylinderförmiges Loch in den Knochen gefressen. Nun wird eine Gruppe von Kno-chenbildungszellen, die »Osteoblasten«, aktiv und beginnt, Kollagenschichten in der Knochenhöhle abzulagern. Bei dem Vorgang, bei dem das Kollagen zu kalzifizieren und hart zu

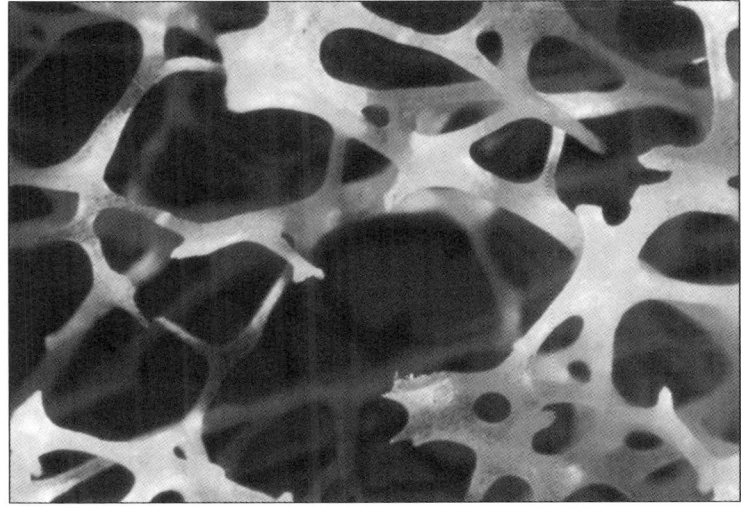

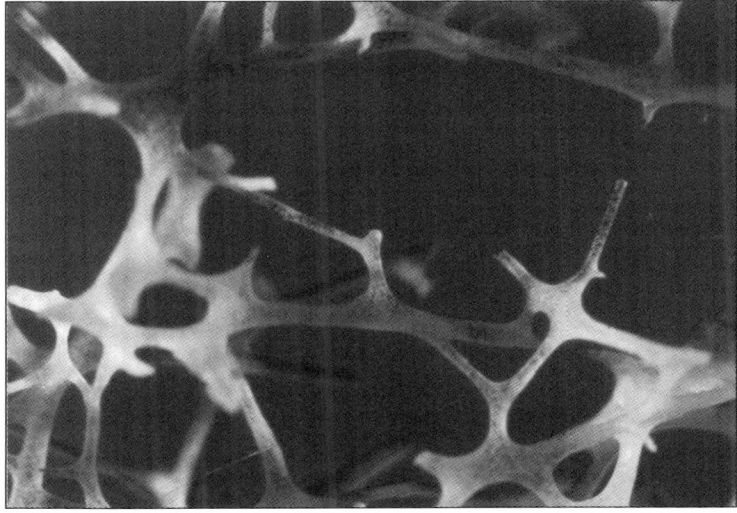

In einem normalen trabe-kulären Knochen (oben) gibt es viele Knochenbälkchen. Im osteoporotischen Knochen (unten) sind diese Knochen-bälkchen weniger zahlreich und dünner. Trabekulärer Knochen geht schneller verloren als Kompakta.

werden beginnt, werden manche der Osteoblasten mit in den Knochen eingemauert und werden so zu Osteozyten.

Wodurch aber werden Anzahl und Aktivitätsgrad der Osteoblasten und Osteoklasten gesteuert und kontrolliert? Nun, es sind im wesentlichen zwei Hormone: das von der Schilddrüse produzierte Kalzitonin und das Parathormon, das von den vier erbsengroßen, der Schilddrüse von hinten anliegenden Nebenschilddrüsen gebildet wird. Kalzitonin wirkt der Tätigkeit der Osteoklasten entgegen, Parathormon dagegen stimuliert sie. Vitamin D unterstützt die Funktion des Kalzitonins, und Östrogen scheint die Reaktionsbereitschaft der Osteoklasten auf das Parathormon zu senken.

Knochenumwandlung bzw. -umbau ist ein ganz normaler, lebenslanger Prozeß. Während Kindheit und Adoleszenz sorgt er dafür, daß das Längenwachstum der Knochen mit deren Dickenwachstum Schritt hält und damit die Proportionen stimmen. Im Erwachsenenalter ist er dafür verantwortlich, daß altes, abgenutztes Knochengewebe durch neues ersetzt wird. Und unser ganzes Leben lang sind unsere Knochen in der Lage, sich den auf sie wirkenden mechanischen Kräften anzupassen, indem Knochenmasse in Bereichen mit starker Belastung aufgebaut und in Bereichen mit nur geringer oder gänzlich fehlender Belastung abgebaut wird.

Und genau auf dieser Tatsache, daß sich nämlich Knochen als Reaktion auf die Einwirkung mechanischer Kräfte erneuern kann, wurzeln die Hoffnungen und Erwartungen, die in die Knochenkräftigungsübungen zur Osteoporose-Prophylaxe und -Behandlung gesetzt werden. Bei Osteoporose-Kranken ist das Gleichgewicht zwischen der zerstörerischen Tätigkeit der Osteoklasten und der Aufbauarbeit der Osteoblasten gestört – der Knochenabbau nimmt Überhand. Wie genau es zu diesem Ungleichgewicht kommt, ist bislang noch nicht geklärt. Es scheinen hier verschiedene Faktoren eine Rolle zu spielen – Hormone, Ernährung, körperliche Betätigung und Lebensweise. Die derzeit verfügbaren Behandlungsmethoden zielen alle darauf ab, einen oder mehrere dieser Faktoren positiv zu beeinflussen.

Wie Knochenschwund gemessen wird

Noch bis vor zehn Jahren stand als einziges Meßverfahren zur Bestimmung des Knochenschwunds die Röntgenuntersuchung zur Verfügung. Doch erst wenn etwa 30 bis 40 Prozent an Knochenmasse verlorengegangen sind, ist dieser Knochenverlust für Röntgenstrahlen sichtbar. Zur Feststellung geringerer Veränderungen in der Knochendichte ist dieses Meßverfahren nicht sensitiv genug. Um eine Früherkennung und damit rechtzeitige Behandlung zu gewährleisten und um den Einfluß von körperlicher Betätigung, Ernährung, Arzneimitteln und Hormonen auf den Knochenschwundprozeß beurteilen zu können, mußten neue Diagnoseverfahren entwickelt werden.

Heute gibt es verschiedene, relativ genaue Meßverfahren zur Beurteilung des Knochenstatus. Mit ihrer Hilfe läßt sich Knochenschwund relativ früh erkennen und sein Fortschreiten überwachen. Gemessen werden meist die Knochen, die am stärksten bruchgefährdet sind, nämlich am Unterarm Radius oder Ulna, der Oberschenkelhals und die Wirbelkörper. Bei der Messung wird der Körper nur geringen Strahlendosen ausgesetzt, die Fehlerquote dieser Verfahren liegt zwischen zwei und fünf Prozent.

Single-Photonen-Absorptiometrie (SPA)   Dies ist das älteste der modernen Meßverfahren. Der betreffende Knochen – in der Regel der distale Radius, das heißt der Radius im Handgelenkbereich – wird kreuzweise von einem Photonenstrahl bzw. einem Bündel Strahlungsenergie aus einer radioaktiven Quelle, gewöhnlich radioaktives Jod, bestrahlt und durchdrungen.

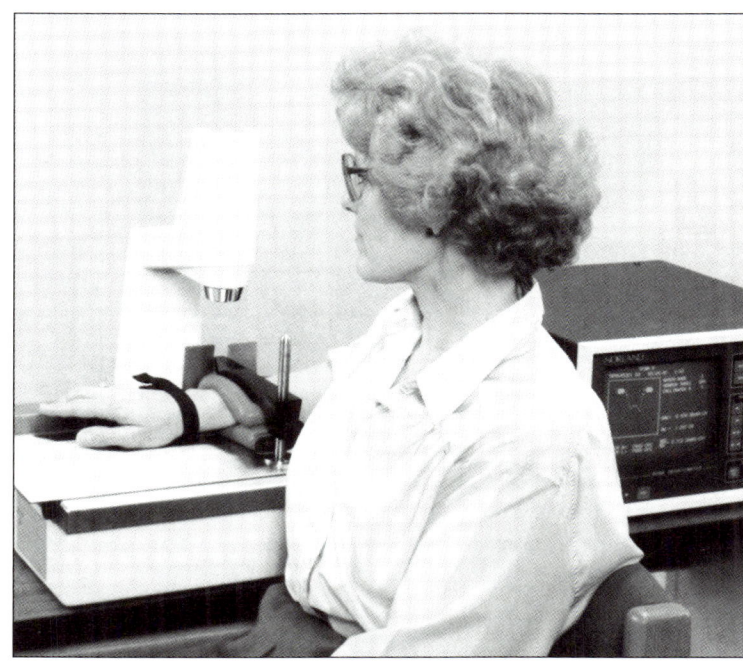

Dieses Bild zeigt, wie der Mineralgehalt des Knochens mit Hilfe der Single-Photonen-Absorptiometrie gemessen wird. Beachten Sie auch die mit Wasser gefüllte Manschette am distalen Ende des Unterarms.

Je höher der Kalziumgehalt des Knochens, desto weniger Strahlen gelangen durch den Knochen und erreichen das Meßgerät. Die Photonen, die ihr Ziel erreichen, werden von einem Strahlungsmesser »gezählt«. Da das den Knochen umgebende Weichteilgewebe – Haut, Muskel- und Fettgewebe –

eine gewisse Menge an Strahlungsenergie absorbiert, ist es wichtig, daß die Photonen stets eine gleich dicke Gewebeschicht durchdringen. Um die Unterschiede in der Gewebedicke des Unterarms auszugleichen, wird um den Unterarm des Patienten eine mit Wasser gefüllte Manschette gelegt.

Eine SPA eines Teils des Unterarms dauert etwa fünf Minuten, die Ergebnisse, ausgedrückt in Gramm Knochenmineral pro Quadratzentimeter Knochen, werden auf dem Computerbildschirm ausgegeben.

Wie aber, so werden Sie sich fragen, können der Oberschenkelhals oder die Wirbelkörper für eine SPA in Wasser gepackt werden? Die Antwort ist: Sie können es nicht. Um die Knochendichte in diesen Bereichen zu bestimmen, muß ein anderes Verfahren angewandt werden.

Duale Photonen-Absorptiometrie (DPA)   Mit Hilfe dieser Methode, die ähnlich funktioniert wie die zuvor genannte, läßt sich der Mineralgehalt der Wirbelkörper und des Oberschenkelhalses und nötigenfalls auch anderer Knochen messen. Da bei diesem Meßverfahren die radioaktive Quelle die Photonen mit zwei verschiedenen Energiespitzen aussendet, lassen sich die Strahlen, die vom Weichteilgewebe aufgehalten werden, von denen, die durch den Knochen absorbiert werden, unterscheiden.

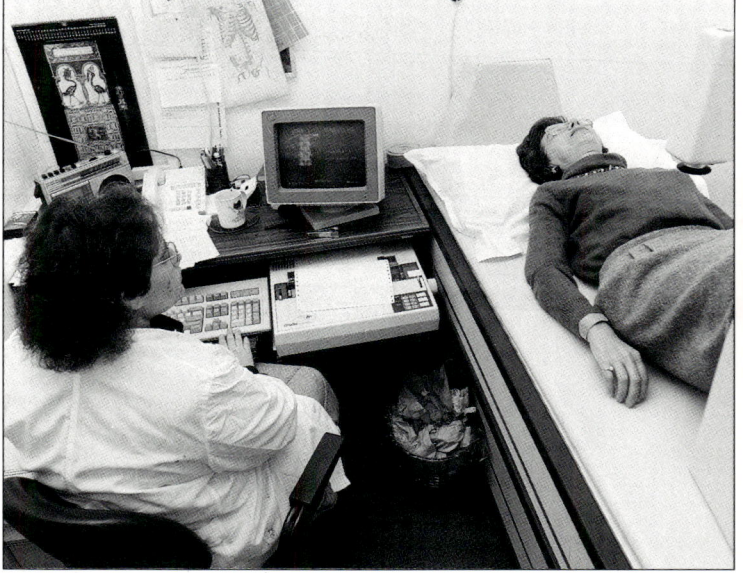

Mit Hilfe der DXA läßt sich der Mineralgehalt jedes Knochens bestimmen. Im vorliegenden Fall wird damit der Status der Lendenwirbel gemessen. Die Beine werden hochgelegt, damit die Lendenwirbelsäule flach aufliegt.

Eine neue Version der Zwei-Spektren-Absorptiometrie, der Zwei-Spektren-Röntgenscanner (DXA für Dual Energy X-Ray Absorptiometry) arbeitet als Strahlungsquelle nicht mit einem

radioaktiven Element wie Jod, sondern mit einer Röntgenröhre. DXA ist schneller und meßgenauer als die DPA.

Eine DPA- oder DXA-Aufnahme dauert zwischen zehn und
20 Minuten.

Quantitative Computertomographie (CT) Der Nachteil
der zuvor genannten Meßverfahren liegt darin, daß sie nicht
zwischen Kompakta und Spongiosa unterscheiden können. Das
aber wäre wichtig, da der Knochenschwund zuerst im trabe-
kulären Knochen einsetzt. Die Quantitative Computertomographie ermöglicht die getrennte Messung beider Knochentypen.

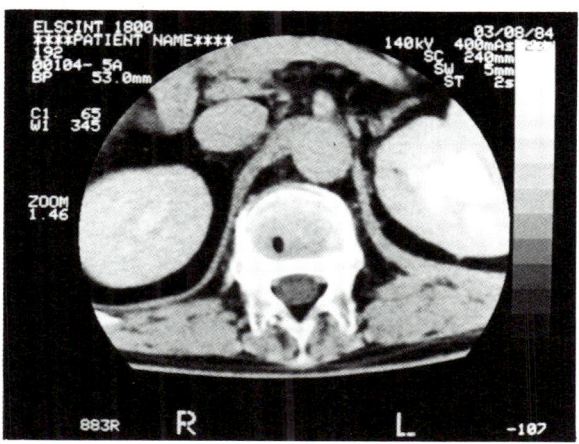

*Ein CT-Scan eines
Lendenwirbels, von unten
aufgenommen.*

Die Computertomographie wurde vor etwa 20 Jahren einge-
führt und revolutionierte die gesamte Röntgendiagnostik. Bei
dieser Methode wird ein dünner Röntgenstrahl in den Körper
gesandt, auf der anderen Seite des Körpers mißt dann ein kleiner Detektor die dort ankommende Strahlenmenge. Dieses
Verfahren wird mehrmals wiederholt, wobei sich das System
aus Röntgenröhre und Detektoren geringfügig weiterdreht
und der Röntgenstrahl so in einem leicht veränderten Winkel
den Körper durchdringt. Hierbei entsteht eine Schichtenauf-
nahme, das heißt, es werden alle Gewebe in dem jeweiligen
Querschnitt oder der jeweiligen Schicht des Körpers gezeigt,
die der Röntgenstrahl durchdrungen hat. Jedes Gewebe absorbiert den Röntgenstrahl je nach Dichte und chemischer Zusammensetzung auf seine spezifische Art und Weise. So läßt
sich also mit einem CT-Scan die Knochendichte an jeder belie-
bigen Körperstelle bestimmen, sofern nur deren Zusammensetzung bekannt ist.

Das Problem liegt nur darin, daß die chemische Zusammensetzung des Knochens individuell und sogar von Körperteil zu

Körperteil verschieden ist. Lösen läßt sich das Problem, indem man mit zwei verschiedenen Röntgenstrahl-Wellenlängen arbeitet – damit jedoch verdoppelt sich die belastende Strahlendosis, die von vornherein schon relativ hoch ist. Und schließlich sind diese Geräte sehr kostspielig.

Compton-Spektrometrie   Dieses Verfahren wurde am Physics Institute of the Hebrew University in Jerusalem in Zusammenarbeit mit dem Jerusalem Osteoporosis Center des Hadassah University Hospitals entwickelt. Mit ihrer Hilfe läßt sich die Knochendichte (gemessen in Gramm Knochen pro Kubikzentimeter) in fast allen Bereichen des Skeletts messen. Wie die CT unterscheidet auch sie zwischen Kompakta und Spongiosa, hat ihr gegenüber aber den Vorteil, daß für sie die chemische Zusammensetzung des zu messenden Knochens keine Rolle spielt.

Das Verfahren beruht auf einem Phänomen, das als Compton-Effekt bekannt ist: Röntgenstrahlung verliert beim Durchdringen von Materie einen Teil seiner Energie und ändert seine Richtung. Mit Hilfe der Messung der Intensität dieser Streustrahlung wird versucht, die Gewebedichtung im Volumen abzuschätzen.

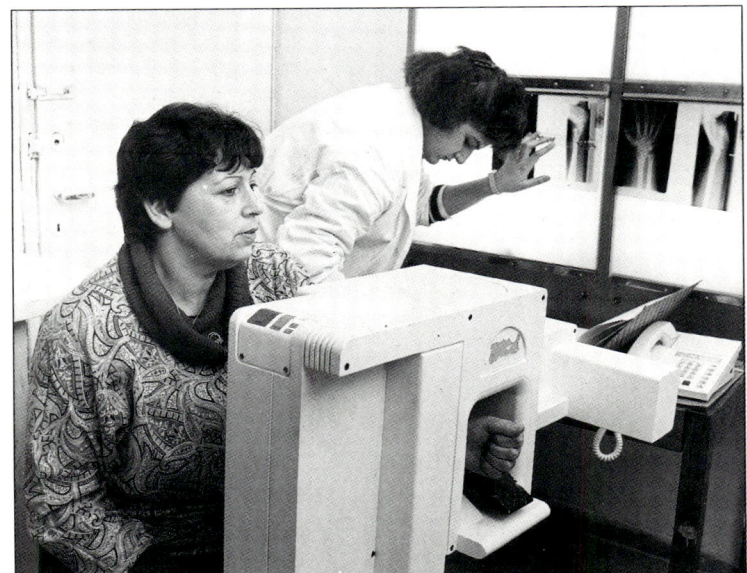

Die Knochendichte kann direkt mit der Compton-Spektrometrie gemessen werden. Dieses Instrument arbeitet mit radioaktivem Cäsium (Cs-137) als Photonenquelle.

Wie die Knochen-dichte durch mechanische Belastung erhöht wird

Lebender Knochen paßt sich – sowohl im Hinblick auf seine Größe als auch auf seine innere Struktur – den auf ihn wirkenden mechanischen Kräften an. Diese Beziehung zwischen der Morphologie des Knochens und der auf ihn wirkenden Kräfte wurde erstmals 1683 von Galileo Galilei festgestellt. Und 1892 notierte der deutsche Anatom Julius Wolff: »Auf jede Veränderung in der Knochenfunktion folgen bestimmte fest umrissene Veränderungen in ihrer inneren Struktur ...«

Wenn eine erhöhte Belastung zu einer Erhöhung der Knochenmasse führt, so ist natürlich auch der Umkehrschluß richtig: Personen, die über einen längeren Zeitraum das Bett hüten müssen, verlieren schnell an Knochensubstanz. Der Knochen eines gelähmten Gliedes verliert an Masse. Der Knochen eines im Gipsverband steckenden und so bewegungsunfähigen Gliedmaßes verliert an Masse. Und auch die Knochen von Astronauten, die sich längere Zeit im Weltraum aufhalten, verlieren an Masse – es fehlt einfach die Schwerkraft, die sie zusammendrückt, beugt, dreht und streckt. So haben die Astronauten an Bord der Skylab täglich sage und schreibe 200 mg Kalzium aus ihren Knochen verloren. Eine Inaktivitäts-Osteoporose ist jedoch reversibel. Mit Hilfe regelmäßiger körperlicher Betätigung läßt sich verlorengegangene Knochenmasse wiedergewinnen, wenngleich die Zuwachsrate auch wesentlich niedriger ist als die Schwundrate.

Entsprechend haben Menschen, die sich regelmäßig intensiv körperlich betätigen – so etwa Holzarbeiter oder Leistungssportler – dickere, schwerere Knochen als körperlich nicht aktive Personen desselben Alters. Eine andere Studie hat gezeigt, daß bei einer Gruppe von Marathonläufern (Durchschnittsalter 42 Jahre) der Gesamtkalziumgehalt im Körper sieben Prozent höher war als der der Kontrollgruppe.

Es können nur die Knochen an Masse zunehmen, die wiederholt und intensiv belastet werden. Die Wirkung ist eine sehr spezifische. So wird ein Tennisspieler, der Rechtshänder ist, im rechten Arm dickere und schwerere Knochen haben als im linken Arm. Wer sich über viele Jahre insgesamt körperlich viel betätigt, wird wahrscheinlich noch im Alter über viel – über dem Altersdurchschnitt liegende – Knochenmasse verfügen. Ein hoher Grad an mechanischer Beanspruchung über einen längeren Zeitraum führt zu einer Anhäufung von Knochenmasse. Diese Masse ist wie ein Sparkonto zu verstehen, auf das man zurückgreift, wenn der Knochenabbau aufgrund nachlassender körperlicher und hormoneller Aktivität den Knochenaufbau überwiegt.

Das wirft zwei wichtige Fragen auf. Läßt sich auch bei einem alten Menschen die Knochenmasse noch erhöhen? Und läßt sich bei Personen, die sich nicht regelmäßig einem anstrengenden körperlichen Training unterziehen, durch kontrollierte körperliche Betätigung ein beachtliches Maß an Knochenmasse aufbauen oder zumindest weiterer Knochenschwund abwenden? Bevor wir an die Beantwortung dieser Fragen gehen, wollen wir noch kurz einen Blick auf die neuesten Forschungsergebnisse aus diesem Bereich werfen.

In den letzten zehn Jahren wurden Tierversuche unternommen, um die Beziehung zwischen verschiedenen auf den Knochen wirkenden mechanischen Kräften und der Knochenzuwachsrate sowie dem -ort zu untersuchen. Was herausgefunden wurde, ist folgendes:

Die Wirkung mechanischer Kräfte ist lokal begrenzt. Es nehmen nur die Knochen an Masse zu, die belastet werden.

Die Zuwachsrate hängt von der Größe der auf den Knochen wirkenden Kraft und von der Geschwindigkeit, in der diese Kraft angewandt wird, ab. Je größer eine Belastung und je schneller sie ausgeübt wird, desto größer ist auch die Knochenzuwachsrate. Ab einem bestimmten Belastungsgrad und einer bestimmten Belastungsrate jedoch bricht der Knochen, deshalb ist es auch so wichtig, daß körperliche Grenzen nicht überschritten werden.

Voraussetzung für eine konstante und dauerhafte Knochenzuwachsrate ist, daß die Kraft täglich wiederholt angewandt wird. Die täglich erforderliche Mindestzahl an Wiederholungen ist nicht besonders hoch: zwischen 10 und 30. Ein Mehr davon, und die Belastung hört auf, effektiv zu sein.

Es muß eine Vielfalt mechanischer Kräfte angewandt werden, vor allem aber solche, die den Knochen auf »ungewohnte« Art und Weise belasten, Kräfte, die nicht zum normalen täglichen Bewegungsrepertoire gehören.

Die Vielfalt der wirkenden Kräfte ist sehr wichtig. Alle Gegenstände, und dazu gehören auch Knochen, können gedehnt, komprimiert, gebeugt oder gedreht werden – man spricht hier auch von Dehnung/Zugkraft, Kompression, Beugung und Drehung –, sie können aber auch einer Kombination all dieser verschiedenen Kräfte ausgesetzt sein. Die Richtung läßt sich ändern, die Belastung wird damit ungewohnt. So kann der Oberschenkel beispielsweise vor und zurück oder auch seitwärts gebeugt werden, er kann im Uhrzeigersinn oder gegenläufig gedreht werden. Bei den uns gewohnten, alltäglichen Bewegungsformen wie dem Gehen beispielsweise werden zwar komprimierende Kräfte auf den Oberschenkel ausgeübt, die Belastung bleibt jedoch einseitig.

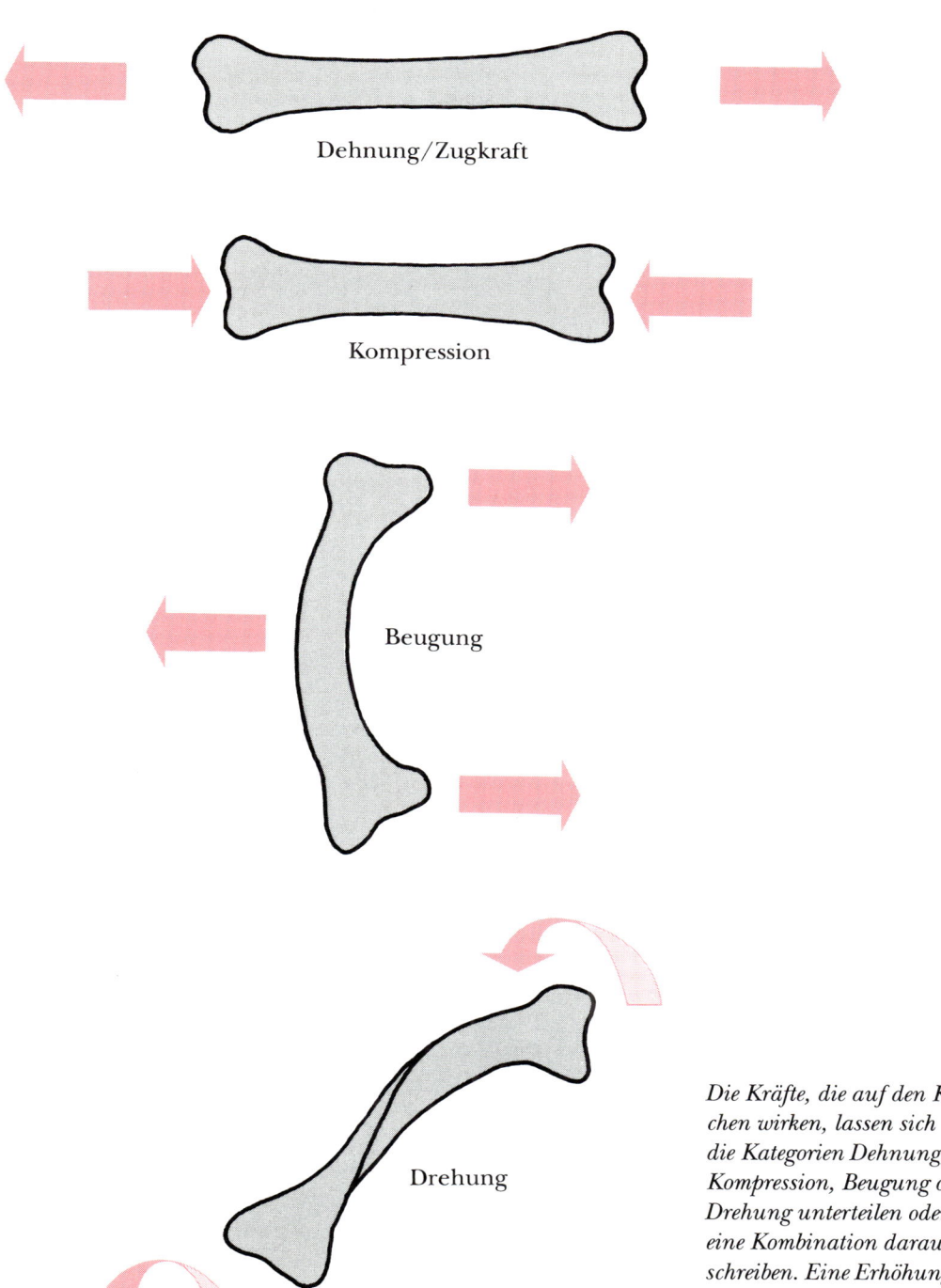

Dehnung/Zugkraft

Kompression

Beugung

Drehung

Die Kräfte, die auf den Knochen wirken, lassen sich in die Kategorien Dehnung, Kompression, Beugung oder Drehung unterteilen oder als eine Kombination daraus beschreiben. Eine Erhöhung der Knochendichte läßt sich am effektivsten mit ungewohnten Belastungen erzielen.

Schlüsselexperiment

1985 machten sich die Autoren und einige Kollegen von der Hebrew University und der Hadassah Medical Organization an die Untersuchung des folgenden Fragenkomplexes: Läßt sich ein Trainingsprogramm mit verschiedenartigen, dynamischen Kräftigungsübungen für den Knochen entwickeln? Lassen sich solche Übungen auf die Bedürfnisse älterer Frauen und von Frauen mittleren Alters zuschneiden? Läßt sich mit solchen Übungen – bei regelmäßiger und systematischer Anwendung – Knochenmasse aufbauen? Und falls ja, wieviel?

Zur Beantwortung dieser Fragen wählten wir 14 Frauen aus, die sich bereit erklärten, an einem fünfmonatigen Knochenkräftigung-Versuchsprogramm teilzunehmen. Die jüngste Frau war 53 Jahre, die älteste 74 Jahre alt; bei allen Teilnehmerinnen war eine leichte Osteoporose diagnostiziert worden. Das Knochenkräftigung-Programm bestand aus drei Sitzungen pro Woche à 50 Minuten. Hiervon waren jeweils 20 Minuten der Knochenkräftigung der Unterarme gewidmet, angewandt wurden hierbei Dehn- bzw. Zug-, Kompressions-, Beuge- und Drehkräfte. Die restliche Zeit wurde auf Aufwärm-, Beweglichkeits- und Abkühlübungen sowie auf Übungen zur Kräftigung der Bauch- und Rückenmuskulatur verwandt. Zum Vergleich wurde eine Kontrollgruppe von 26 Frauen vergleichbaren Alters mit ebenfalls diagnostizierter leichter Osteoporose herangezogen – sie nahmen nicht am Knochenkräftigung-Programm teil. Weder sie noch die Frauen aus der Übungsgruppe waren vor der Studie körperlich besonders aktiv gewesen.

Bei jeder Frau beider Gruppen wurde die Knochendichte am distalen Ende des Radius zu drei verschiedenen Zeitpunkten gemessen: ein Jahr vor Beginn, zu Beginn und nach Abschluß des Knochenkräftigung-Programms. Meßverfahren war die auf Seite 132 beschriebene Compton-Streuung, die Untersuchungsergebnisse sind in der folgenden Grafik dargestellt.

Während des dem Knochenkräftigung-Programm vorausgehenden Jahres nahm die Knochendichte in beiden Gruppen um zwei bis drei Prozent ab. Am Ende des Programms war in der Kontrollgruppe die Knochendichte um weitere zwei Prozent geschwunden, während sie in der Übungsgruppe um fast vier Prozent zugenommen hatte. Mag ein Knochendichtezuwachs von vier Prozent auch nicht so hoch erscheinen, so erreichten die betreffenden Frauen doch tatsächlich den Knochenstatus von vor 12 bis 18 Monaten. Darüber hinaus gingen auch die Rückenschmerzen signifikant zurück. So wurden die Frauen beider Gruppen vor und nach Abschluß des Programms aufgefordert, ihre Rückenbeschwerden nach Schweregraden einzustufen. Und während in der Kontrollgruppe der Schmerzpegel unverändert blieb, war in der Übungsgruppe eine eindeutige Beschwerdebesserung zu beobachten. Knochen-, Gelenk- oder Muskelverletzungen wurden während bzw. nach Abschluß des Trainingszeitraums nicht verzeichnet.

Diese Grafik stellt die Ergebnisse der Jerusalem-Studie dar. Während die Knochendichte des Radius in der Übungsgruppe um nahezu vier Prozent zunahm, nahm sie in der Kontrollgruppe auch weiterhin kontinuierlich ab.

Ähnliche Studien in den USA, in Kanada, Großbritannien und Dänemark kamen zu vergleichbaren Resultaten. So scheint es also möglich, den Knochenstatus von Frauen nach der Menopause mit entsprechender körperlicher Betätigung zu verbessern. Und sogar Frauen, die körperliche Betätigung nicht gewohnt sind, finden solche Übungen weder besonders anstrengend noch schwierig, vorausgesetzt natürlich, sie werden vorsichtig und schrittweise aufbauend durchgeführt.

In Kontrolluntersuchungen jedoch wurde festgestellt, daß die Knochendichte wieder auf den alten Stand zurücksinkt, wenn die Übungen nicht kontinuierlich fortgeführt werden. Zu diesem Ergebnis kam eine Studie, bei der die Knochenmasse sechs Monate nach Abbruch der Übungen gemessen wurde, und eine weitere, bei der die Messungen ein Jahr später vorgenommen wurden. Hieraus läßt sich ein wichtiges Fazit ziehen: Knochenkräftigungsübungen sind keine Osteoporose-Kurzzeit- bzw. Einmalbehandlung. Sie müssen statt dessen vielmehr ein Leben lang regelmäßig angewandt werden. Nach Erfahrung der Autoren und anderer Wegbereiter im Bereich der Knochenbelastung bzw. -kräftigung kann dieses Knochentraining schnell schon zur angenehmen Gewohnheit werden, vor allem, wenn es mit einem Partner oder in der Gruppe absolviert wird. Aus diesem Grund setzen wir auch große Hoffnung darauf, daß die Übungen und Informationen dieses Buches bei den Veranstaltern und Leitern von Trainings- und Fitneßkursen auf fruchtbaren Boden fallen.

Doch wie immer gilt es auch hier einige Warnhinweise zu beachten: Im fortgeschrittenen Osteoporose-Stadium kann eine zusätzliche Belastung der Knochen zu Brüchen führen. Jeder,

der einer oder mehrerer der auf Seite 120 aufgeführten Risikogruppen angehört, sollte vor Beginn eines Knochenkräftigung-Programms ärztlichen Rat suchen.

Darüber hinaus kann körperliche Betätigung für manche ältere Menschen aus Gründen, die mit ihrem Knochenstatus nichts zu tun haben, schädlich sein, weil sie zum Beispiel an einer Herzerkrankung, an Bluthochdruck oder Arthritis leiden. Deshalb sollte sich jeder über 40jährige, der körperliche Betätigung nicht gewohnt ist, zuerst gründlich von seinem Hausarzt untersuchen lassen, bevor er mit einem wie auch immer gearteten Trainingsprogramm beginnt.

Welchen Einfluß hat die Ernährung auf die Knochen?

Wie wir bereits erfahren haben, besteht das Knochengewebe zu zwei Drittel aus einem Kalziummineral, den Hydroxyl-Apatit-Kristallen. Deshalb ist auch eine ausreichende Kalziumzufuhr über die Ernährung in jungen Jahren, wenn das Knochenwachstum am stärksten ist, aber auch im späteren Leben, um einem verstärkten Knochenabbau entgegenzuwirken, so wichtig.

Kalzium

Kalzium ist der Mineralstoff mit dem höchsten Aufkommen im menschlichen Körper. Der männliche Körper enthält 950 bis 1300 Gramm Kalzium – je nach Körpergröße und -statur, der weibliche 770 bis 920 Gramm. Kalzium wird zu 99 Prozent in den Knochen und Zähnen eingelagert und verleiht ihnen so ihre Härte und Festigkeit. Und ist auch der Kalziumgehalt im restlichen Körper – im Blut und anderen Körperflüssigkeiten sowie im Weichteilgewebe – nur sehr gering, so ist er doch für Funktionen wie die Muskelkontraktion, Nervenleitung, Blutgerinnung und viele andere chemische Prozesse von entscheidender Bedeutung.

Der Kalziumgehalt im Blut wird durch ein kompliziertes hormonelles und biochemisches Kontrollsystem in einem empfindlichen Gleichgewicht gehalten. Um diese Kalziumkonzentration im Blut konstant zu halten, findet ein kontinuierlicher Austausch kleiner Kalziummengen zwischen Knochen und Blut statt. Ein etwaiger Kalziumüberschuß wird normalerweise mit dem Stuhl, Urin oder Schweiß ausgeschieden.

Die Nahrung ist die einzige Kalziumquelle unseres Körpers. Bei einer empfohlenen Mindestzufuhr von 800 bis 1200 mg Kalzium pro Tag halten sich – ein funktionierendes hormonelles und biochemisches Kontrollsystem vorausgesetzt – Kalziumzufuhr und -ausscheidung die Waage, der Kalziumgehalt im Skelett bleibt konstant. Das folgende Diagramm stellt, auf der Basis einer Mindestzufuhr von 800 mg pro Tag, diese ausgeglichene Kalziumbilanz dar.

Was passiert nun aber, wenn wir unsere tägliche Kalziumzufuhr erhöhen? Nun, ein Großteil dieser Extraportion Kalzium wird über den Stuhl, Harn und Schweiß wieder ausgeschieden. Positiv wird die Kalziumbilanz erst dann, wenn auch mehr Kal-

Die Kalziumabsorption aus dem Darm läßt sich selbst bei einem gesunden jungen Erwachsenen nicht als besonders effizient bezeichnen. Nur etwa die Hälfte wird absorbiert, der Rest wird über Urin, Schweiß und Verdauungssäfte ausgeschieden. Derart bleibt der Kalziumgehalt in Blut und Knochen konstant.

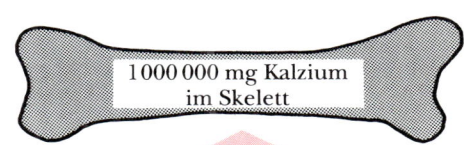

1 000 000 mg Kalzium
im Skelett

Kalziumaustausch
zwischen Blut
und Knochen (eine
ausgeglichene Bilanz)

Filtern des
Blutes in den
Nieren

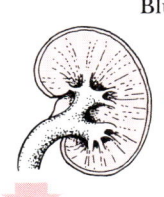

10 000 mg
Kalzium im Blut
und in Körper-
flüssigkeiten

50 mg Kalzium
werden über
den Schweiß
ausgeschieden

150 mg Kalzium
werden über den Urin
ausgeschieden

400 mg Kalzium
werden aus dem
Darm absorbiert

800 mg Kalzium
werden über die Nahrung zugeführt

200 mg Kalzium
werden zusammen mit
den Verdauungssäften in
den Darm sezerniert

600 mg
Kalzium
werden über
den Stuhl
ausgeschieden

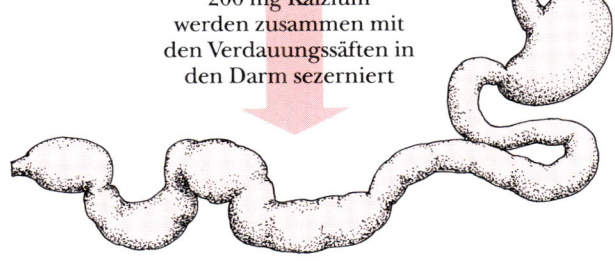

zium vom Darm absorbiert wird. Ausreichende körperliche Betätigung und das richtige Hormonverhältnis vorausgesetzt, kann dann mehr Kalzium in den Knochen abgelagert werden.

Wieviel Kalzium brauchen wir? Das hängt ganz von Alter, Geschlecht, Gewicht und auch von der Art und Weise, wie unser Körper das Kalzium verarbeitet, ab. Die Deutsche Gesellschaft für Ernährung e.V. (DGE) gibt in regelmäßigen Abständen neue Empfehlungen für die Nährstoffzufuhr, so auch für die Tageszufuhr an Kalzium, heraus. In der nachfolgenden Tabelle finden Sie die Empfehlungen von 1991 für die einzelnen Bevölkerungsgruppen.

Kalzium
Empfohlene Tageszufuhr (ET) in mg nach Angaben der DGE

Säuglinge

0 bis unter 4 Monate	500
4 bis unter 12 Monate	500

Kinder

1 bis unter 4 Jahre	600
4 bis unter 7 Jahre	700
7 bis unter 10 Jahre	800
10 bis unter 13 Jahre	900
12 bis unter 15 Jahre	1000

Jugendliche und Erwachsene

15 bis unter 19 Jahre	1200
19 bis unter 25 Jahre	1000
25 bis unter 51 Jahre	900
51 bis unter 65 Jahre	800[1,2]
65 Jahre und älter	800[2]

Schwangere	1200
Stillende	1300

[1] Diese Angaben gelten für Männer. Frauen über 50 sollten sich 1200 bis 1500 mg Kalzium pro Tag zuführen.
[2] Anderen Empfehlungen zufolge sollten Männer und Frauen über 60 Jahre täglich 1000 bis 1500 mg Kalzium aufnehmen.

Kinder und Jugendliche Der Kalziumgehalt des erwachsenen Körpers wird zum größten Teil bereits zwischen Geburt und dem Alter von 18 bis 20 Jahren angesammelt. Die Gesamt-

Kalziumspeicherung beträgt während dieses Zeitraums 1000 bis 1200 Gramm, bei einer täglichen Zuwachsrate von 140 bis 180 mg pro Tag. Das Wachstum ist im Alter zwischen 10 und 18 Jahren am stärksten ausgeprägt – während dieses Zeitraums bauen wir 45 Prozent unserer Erwachsenen-Knochenmasse auf, bei einer Knochenzuwachsrate von 250 bis 500 mg pro Tag. Mädchen wachsen im Alter von zwölf Jahren am schnellsten, diese Wachstumsspitze wird von den Jungen erst zwei Jahre später erreicht.

Jüngere Kinder wachsen zwar auch schnell, aufgrund ihres insgesamt niedrigeren Gesamtkörpergewichts jedoch ist auch ihr Kalziumbedarf geringer. Die ET für Kinder zwischen einem und zehn Jahren beträgt 600 bis 800 mg, für das erste Lebensjahr beträgt die Kalziummindestzufuhr 500 mg pro Tag.

Junge Erwachsene Nach der Adoleszenz, das heißt mit etwa 18 bis 20 Jahren, hört das Längenwachstum unserer Knochen auf, bis zum Alter von etwa 35 jedoch nehmen sie noch weiter an Dicke zu. Von diesem Depot, der maximalen Knochenmasse, zehrt der Körper dann den Rest seines Lebens. Da Knochenschwund in dem Moment einsetzt, da unsere Kalziumbilanz negativ wird, ist es so wichtig, daß wir uns vor allem auch nach Abschluß des Längenwachstums bis zum Erreichen der maximalen Knochenmasse mit etwa 35 Jahren genügend Kalzium zuführen. Die ET für diese Altersstufe liegt zwischen 800 und 1000 mg.

Schwangere und Stillende Der Kalziumbedarf ist in Schwangerschaft und Stillzeit erhöht. Die DGE empfiehlt 1200 mg Kalzium pro Tag für Schwangere und 1300 mg für Stillende.

Nach der Menopause In den ersten acht bis zehn Jahren nach der Menopause ist der Knochenschwund am rasantesten. Allein nur mit einer erhöhten Kalziumzufuhr läßt sich in diesem Zeitraum dem osteoporotischen Prozeß kein Einhalt gebieten, da in diesem Alter die Knochenschwund-Hauptursache im Östrogenmangel zu sehen ist. Dennoch sollten Frauen über 50 ihre ET an Kalzium auf 1200 bis 1500 mg erhöhen.

Zwar sinkt die Knochenschwundrate der Frau etwa um das 60. Lebensjahr herum wieder, dafür wird die Kalziumabsorption aus dem Darm jedoch mit zunehmendem Alter immer schlechter. Aus diesem Grund empfehlen auch viele Experten – unabhängig von den Empfehlungen der DGE – eine tägliche Zufuhr von 1000 bis 1500 mg Kalzium für Männer wie Frauen über 60 Jahre.

WARNHINWEIS: Hat auch ein kurzfristiger exzessiver Kalzium-konsum für einen gesunden Erwachsenen keine negativen Folgen, so kann er doch bei Personen mit Niereninsuffizienz oder einer Erkrankung des Verdauungstraktes zu einer Kalzium-ablagerung in den Nieren und im Weichteilgewebe führen. Wer an einer solchen Erkrankung leidet, sollte vor Erhöhung seiner Kalziumzufuhr Rücksprache mit seinem Hausarzt halten.

Kalziumquellen   Tierische und pflanzliche Nahrungsmittel mit hohem Kalzium-gehalt finden Sie auf den Seiten 143 bis 146 aufgelistet. Da der Kaloriengehalt ebenfalls angegeben ist, können Sie, wenn Sie auf Ihr Gewicht achten müssen, Produkte mit zwar hohem Kal-ziumgehalt, aber relativ wenigen Kalorien auswählen. In die Listen aufgenommen wurden lediglich Nahrungsmittel mit einem Kalziumgehalt von mehr als 100 mg pro 100 Gramm.

Der Haken bei der Sache ist nur der, daß verschiedene Nah-rungsmittel denselben Kalziumgehalt haben, und doch wird unterschiedlich viel davon aus dem Darm absorbiert. Der Darm nämlich kann Kalzium nur in löslicher Form absor-bieren, und die Löslichkeit von Kalzium in einem bestimmten Nahrungsmittel hängt davon ab, wie es mit anderen Nah-rungsmittelbestandteilen verbunden ist.

Der Einsatz von Kalziumergänzungen zur Osteoporose-Behandlung wird auf Seite 151 kurz abgehandelt.

Milch und Milchprodukte   Sie gehören sicherlich zu den kalziumreichsten Nahrungsmitteln. Da Säuglinge und über-haupt alle jungen Säugetiere mit Milch aufgezogen werden und gut gedeihen, liegt es auf der Hand, daß das in der Milch enthaltene Kalzium in gut löslicher bzw. an Kasein (das wich-tigste Milchprotein) gebundener Form vorliegt und somit gut absorbierbar ist. Der einzige Nachteil bei Milchprodukten ist, daß manche von ihnen, darunter vor allem Hartkäse, viel ge-sättigte Fettsäuren enthalten, die der Körper speichert, statt sie nutzbringend zu verwerten. Glücklicherweise enthalten aber fettarme Milchprodukte genausoviel, wenn nicht noch mehr Kalzium als die fettreichen Sorten.

Fleisch und Fisch   Fleisch enthält nur sehr wenig Kalzium. Darüber hinaus steigert starker Konsum tierischen Eiweißes den Säuregrad des Harns und damit eben die Kalziumausscheidung im Urin. Fisch, vor allem kleine Fische wie etwa Sprotten und Sardinen, die normalerweise mit Gräten verzehrt werden, oder nicht entgräteter Lachs oder Sardinen in Dosen enthalten ebenfalls relativ hohe Mengen an Kalzium. Und auch Austern, Muscheln oder Garnelen sind eine wertvolle Kalziumquelle.

Gemüse, Hülsenfrüchte, Samen und Nüsse Kalzium läßt sich auch aus rein pflanzlicher Quelle beziehen. Da aber viele pflanzliche Nahrungsmittel ebenfalls Oxal- und Phytinsäure enthalten, die die Kalziumresorption verhindern, bedarf es schon einiges Wissens, um dennoch seinen Tagesbedarf an Kalzium damit zu decken. Reinen Vegetariern oder Personen mit Laktose-Intoleranz, die also keine Milchprodukte vertragen, ist deshalb zu empfehlen, sich von einem Ernährungswissenschaftler beraten zu lassen oder ein gutes Sachbuch zu diesem Thema zu lesen. Interessanterweise produziert der Körper von Personen, die regelmäßig Phytinsäure-haltige Nahrungsmittel (Hülsenfrüchte, Getreide) verzehren, ein Enzym, die sogenannte Phytase, das Phytinsäure spaltet, so daß Kalzium resorbiert werden kann. Dann gibt es natürlich noch viele pflanzliche Nahrungsmittel, beispielsweise verschiedene Kräuter und Gewürze, die zwar sehr kalziumreich sind, aber in so kleinen Mengen verzehrt werden, daß sie für die Kalziumzufuhr keinerlei Bedeutung haben. Kakao- und Kaffeebohnen sowie Teeblätter enthalten zwar auch beachtliche Mengen Kalzium, dennoch tragen die aus ihnen zubereiteten Getränke nicht zur Deckung des Kalziumbedarfs bei. Zutreffend ist eher das Gegenteil, da die in ihnen enthaltenen Phytate ebenfalls die Kalziumresorption aus dem Darm beeinträchtigen.

Obst Allgemein kann man sagen, daß Obst nur ein Bruchteil des Kalziumgehalts von Milchprodukten und verschiedenen Gemüse- und Samensorten aufweist. Eine große Ausnahme bilden hier allerdings getrocknete Feigen. Rohe Brombeeren, getrocknete Datteln, Rosinen, Himbeeren und schwarze Johannisbeeren enthalten ein Viertel bis zu einem Drittel des Kalziumgehalts von getrockneten Feigen.

Milch
Kalziumgehalt und Nährwert

In 100 g Nahrungsmittel sind enthalten	mg Ca	kcal
Trinkmilch, 3,5% Fett	120	65
Fettarme Trinkmilch, 1,5%–1,8% Fett	120	47
Magermilch, 0,3% Fett	125	35
Schafmilch	185	97
Ziegenmilch	130	67

Muttermilch beispielsweise enthält nur 25 bis 41 mg Kalzium pro 100 g, obwohl ihr Nährwert mit 71 kcal/100 g dem der Trinkmilch vergleichbar ist.

Milchprodukte

Kalziumgehalt und Nährwert

In 100 g Nahrungsmittel sind enthalten	mg Ca	kcal
Kondensmilch, 7,5% Fett	242	137
Kondensmilch, 10% Fett	315	181
Kondensmilch gezuckert, 8% Fett	238	320
Kondensmagermilch, gezuckert	340	269
Trockenvollmilch	920	482
Trockenmagermilch	1290	358
Sahne, 10% Fett	100	123
Sahne, 30% Fett	80	308
Saure Sahne, 18% Fett	100	187
Joghurt, 3,5% Fett	120	71
Joghurt, 1,5–1,8% Fett	115	50
Magermilchjoghurt, 0,3% Fett	145	39
Milchschokolade	215	537

Käse

Kalziumgehalt und Nährwert

In 100 g Nahrungsmittel sind enthalten	mg Ca	kcal
Bel Paese	605	373
Brie, 50% Fett i.Tr.	400	345
Camembert, 30% Fett i.Tr.	600	231
Camembert, 50% Fett i.Tr.	510	314
Chester, 50% Fett i.Tr.	810	397
Edamer, 30% Fett i.Tr.	800	280
Edamer, 40% Fett i.Tr.	795	318
Edelpilzkäse, 50% Fett i.Tr.	525	355
Emmentaler, 45% Fett i.Tr.	1020	384
Fetakäse, 45% Fett i.Tr.	430	234
Gorgonzola	610	360
Gouda, 45% Fett i.Tr.	820	365
Gruyère	1000	413
Limburger, 20% Fett i.Tr.	510	183
Limburger, 40% Fett i.Tr.	535	267
Mozzarella	350	227
Münsterkäse, 50% Fett i.Tr.	230	321
Parmesan	1290	375
Provolone	880	365
Roquefort	660	362
Schmelzkäse, 45% Fett i.Tr.	545	272
Schmelzkäse, 60% Fett i.Tr.	355	334

Im Vergleich dazu enthalten 100 g Hüttenkäse lediglich 95 mg Kalzium und 103 kcal und 100 g Doppelrahmfrischkäse, 60% Fett i.Tr., 64 mg Kalzium und 354 kcal.

Pflanzliche Nahrungsmittel

Kalziumgehalt und Nährwert

In 100 g Nahrungsmittel sind enthalten	mg Ca	kcal
Brokkoli	105	26
Brunnenkresse	180	17
Feigen, getrocknet	195	241
Fenchel	110	24
Gartenbohne, Kerne weiß	105	291
Gartenkresse	215	37
Grünkohl	210	37
Hagebutte	150	89
Kichererbsen, getrocknet	110	304
Löwenzahnblätter*	160	52
Mandeln, süß	250	598
Meerrettich	105	63
Mungobohnen, getrocknet	120	292
Paranuß	130	670
Petersilie*	245	26
Pistazien	135	598
Schnittlauch	130	27
Sesamsamen	785	565
Sojabohnen	255	322
Sojamehl	195	347
Sonnenblumensamen	100	580
Spinat*	125	15
Tofu	504	70

* Reich an Oxalsäure

Analysenwerte aus: Der kleine »Souci-Fachmann-Kraut«. Lebensmitteltabelle für die Praxis, 2. Aufl., 1991.

Vitamin D Vitamin D fördert die Kalziumaufnahme aus dem Darm und hemmt den Mineralverlust über den Harn. Die Leber eines Gesunden enthält in der Regel einen mehrmonatigen Vorrat an Vitamin D. Dieses Vitamin-D-Depot stammt aus zwei Quellen: aus Vitamin-D-haltigen Nahrungsmitteln und durch den Einfluß des Sonnenlichts, speziell der UV-Strahlen, auf einen Cholesterin-ähnlichen Bestandteil der Haut. Zu den Vitamin-D-reichen Nahrungsmitteln zählen fetthaltige Fische (Sardinen, Heringe, Makrele, Thunfisch), Leber und Eier. In verschiedenen Ländern werden Milch, Margarine und verschiedene Frühstücksflocken mit Vitamin D angereichert. Empfohlen wird von der Deutschen Gesellschaft für Ernährung für Erwachsene eine tägliche Zufuhr von fünf Millionstel Gramm – das entspricht einem Tagesbedarf von 200 Internationalen Einheiten. Die Rolle von Vitamin D in der Osteoporose-Behandlung wird auf Seite 151 kurz abgehandelt.

Sonstige Nährstoffe Und noch zwei andere Nährstoffe – Protein und Vitamin C – sind für unsere Knochen wichtig. Protein ist unerläßlich für die Synthese von Kollagen, das immerhin ein Drittel unserer Knochenmasse ausmacht, und Vitamin C spielt eine wichtige Rolle bei eben dieser Kollagensynthese.

Ein ausgewogenes Verhältnis von tierischem und pflanzlichem Protein ist rein tierischem Protein (ein hoher Konsum an tierischem Protein ist immerhin ein Osteoporose-Risikofaktor) vorzuziehen. Vegetarier sollten unbedingt darauf achten, daß sie in ihrer Ernährung die pflanzlichen Proteine so miteinander kombinieren, daß sie möglichst viele der essentiellen Aminosäuren enthalten und damit »biologisch hochwertig« sind – so zum Beispiel durch Kombination von Reis mit Bohnen, Hülsenfrüchten mit Weizen oder Roggen etc. Die DGE empfiehlt eine tägliche Proteinzufuhr von 45 Gramm für weibliche und von 55 Gramm für männliche Erwachsene.

Die ET für Vitamin C beträgt für Kinder, je nach Altersstufe, 55 bis 75 mg, für Erwachsene 75 mg, 100 mg für Schwangere ab dem vierten Schwangerschaftsmonat und 125 mg für Stillende. Reich an Vitamin C sind Kiwis, schwarze Johannisbeeren, Zitrusfrüchte, grüner Paprika, Blumenkohl, Kartoffeln und grünes Blattgemüse. Aufgrund seiner wasserlöslichen Eigenschaft wird der Vitamin-C-Gehalt beim Kochen oder Einmachen bzw. Einbüchsen schnell zerstört.

Welche Arzneimittel kennt die Osteoporose-Therapie? Zunächst muß klargestellt werden: NEHMEN SIE MEDIKAMENTE NUR AUF ÄRZTLICHE VERSCHREIBUNG UND UNTER ÄRZTLICHER KONTROLLE EIN. Dieses Buch kann nicht mehr als einen groben Überblick über die verschiede-

nen Medikamente, die in der Osteoporose-Therapie eingesetzt werden, geben.

Bevor der Arzt ein Medikament verschreibt, muß er sich
zunächst über verschiedene Punkte Klarheit verschaffen: Ist
der Patient besonders Osteoporose-gefährdet und wie weit
fortgeschritten ist bei ihm die Osteoporose? Ist der Allgemeinzustand des Patienten gut, durchschnittlich oder schlecht, gemessen an seinem Alter? Handelt es sich bei der Osteoporose
um eine primäre Form oder vielmehr um eine sekundäre
Form, bei der eine andere Erkrankung zugrunde liegt? Welche
Nebenwirkungen hätte das in Frage kommende Medikament;
würde sein therapeutischer Nutzen diese überwiegen? Kann
das in Frage kommende Medikament in Tablettenform gegeben werden oder muß es injiziert oder anderweitig verabreicht
werden?

Ziel der medikamentösen Osteoporose-Behandlung ist es,
die Kontrollmechanismen des Knochenumbaus geschickt so
zu verschieben, daß Knochenabbau und -aufbau wieder ins
Gleichgewicht gebracht werden. Diese Mechanismen sind derzeit jedoch noch nicht völlig geklärt. Damit ein Kalziumatom
in einem Teelöffel Joghurt durch den Darm resorbiert, mit
dem Blut zu einer Knochenumbaustelle transportiert und in
einem Hydroxyl-Apatit-Kristall eingelagert wird, das auf Kollagenfasern (die von Osteoblasten gebildet werden) wächst,
bedarf es Hunderter, wenn nicht Tausender einzelner chemischer Zwischenschritte, von denen viele durch Hormone
gesteuert werden. Hormone bieten sich somit geradezu zur
Medikation an. Häufig eingesetzt werden in der Osteoporose-
Therapie Östrogen (bei der Frau) und Testosteron (beim
Mann) sowie Kalzitonin und Vitamin D (eine Hormon-
Vorstufe). Auch Kalziumergänzungen werden recht häufig
verschrieben, wenn die Kalziumzufuhr über die Ernährung
unzureichend ist. Einen Einsatz in der Osteoporose-Therapie
finden auch vermehrt Bi- bzw. Diphosphonate. Sie befinden
sich jedoch noch im Versuchsstadium – ihre Wirksamkeit, ihr
therapeutischer Nutzen und ihre Nebenwirkungen sind noch
nicht hinreichend bekannt. Und schließlich werden auch
noch Fluoride eingesetzt, um primär den Knochenaufbau zu
stimulieren, und Parathormon als Bestandteil einer Kombina-
tionstherapie, bei der es den Knochenumbau aktiviert. Kalzitonin, Vitamin D und Parathormon kontrollieren untereinander
die Knochenumbaurate, das heißt das Verhältnis, in dem Knochen ab- und aufgebaut wird.

149

Östrogen Obwohl die Art und Weise, in der Östrogen auf das Skelett wirkt, noch nicht genau bekannt ist, kann doch heute als eindeutig geklärt gelten, daß die Gabe von Östrogenen wirksam in der Vorbeugung und Behandlung der Osteoporose ist. Möglich ist, daß die Östrogene einen direkten Einfluß auf die Knochenzellen haben, indem sie die Osteoblasten stimulieren bzw. die Osteoklasten hemmen. Denkbar ist aber auch ein indirektes Einwirken, indem sie die Bildung bzw. Aktivität von Parathormon, Vitamin D oder Kalzitonin beeinflussen.

Der sicherste Nachweis für eine Beziehung zwischen Östrogenen und Knochenstatus ist darin zu sehen, daß bei der Frau der Knochenschwund nach der Menopause zunimmt. Die größte hormonelle Veränderung der Menopause ist das Erliegen der Eierstockproduktion – die weiblichen Geschlechtshormone Östrogen und Progesteron werden nicht mehr gebildet. Eine operative Entfernung der Eierstöcke vor der Menopause hat denselben Effekt, die Regelblutung bleibt aus. Manche Frauen haben jetzt unter den bekannten Hitzewellen bzw. -wallungen zu leiden. Weitere typische Beschwerden sind Stimmungsschwankungen und Reizbarkeit sowie eine Atrophie von Haut und Schleimhaut, wodurch beispielsweise auch die Vaginaschleimhaut trockener und dünner wird. Und schließlich setzen jetzt sich langsamer vollziehende Prozesse ein, wie etwa eine Veränderung der Fettzusammensetzung im Blut, wodurch das Thrombose- und Herzerkrankungsrisiko steigt. Bei jüngeren Frauen wirken die Östrogene schützend gegen kardiovaskuläre Erkrankungen, nach der Menopause holen die Frauen hier den Vorsprung der Männer auf.

Ein weiterer schleichender Prozeß, der mit dem Östrogenmangel einhergeht, ist die Steigerung der Knochenschwundrate. Hiervon betroffen sind alle Frauen, doch nur etwa ein Drittel von ihnen entwickelt daraus eine schwere Osteoporose, bei der die Bruchschwelle erreicht wird und andere manifeste Symptome auftreten.

Die meisten Experten sind sich heute dahingehend einig, daß Östrogen die wirksamste Substanz ist, um Knochenverlust bei Frauen zu verhindern. Das soll jedoch nicht heißen, daß sich jede Frau in den Wechseljahren einer Hormonsubstitutionstherapie (HST) unterziehen sollte. Östrogenmangel ist nicht die einzige Osteoporose-Ursache. Wenn dem so wäre, käme es bei Frauen, die nach der Menopause Östrogene einnehmen, auch nicht zu Osteoporose-Frakturen. Das tut es aber wohl, wenn auch wesentlich seltener als bei Frauen, die eben keine Östrogene einnehmen. Eine HST in Kombination mit anderen Maßnahmen, wie etwa mehr körperlicher Betätigung und einer erhöhten Kalziumzufuhr oder Kalziumergänzungen, dürfte somit erfolgversprechender sein, als wenn man sie allein anwendet. Durch körperliche Betätigung und eine Extraportion Kalzium dürfte sich auch die erforderliche Östrogendosis senken lassen – was durchaus wünschenswert ist, weil auch die HST nicht frei von Nebenwirkungen ist.

Eine Östrogen-Monotherapie führt, das gilt als erwiesen, zu einem erhöhten Risiko für ein Endometriumkarzinom (Krebsbefall der Gebärmutterschleimhaut) und, bei Langzeitgabe, auch zu einem erhöhten Brustkrebsrisiko. Eine Östrogenkombinations-Therapie, bei der zusätzlich zu den Östrogenen auch Gestagen gegeben wird, hat – durch die zellteilungshemmende und zelldifferenzierende Eigenschaft der Gestagene – in beiden Fällen eine Schutzwirkung. Weitere mögliche Nebenwirkungen der Östrogensubstitution sind ein erhöhtes Risiko für Thrombosen und Lungenembolie, Bluthochdruck und Gallensteine.

Vor dem Hintergrund des aktuellen Forschungsstandes geht die heutige Empfehlung dahin, Östrogene zur Behandlung der Osteoporose nur bei Risikopatientinnen und bei Frauen, bei denen keine Kontraindikationen bestehen, das heißt, die keine kardiovaskulären Störungen und ähnliches haben, zu geben. Darin sind sich die Wissenschaftler einig: Der größte therapeutische Nutzeffekt wird erreicht, wenn die HST unmittelbar nach der Menopause einsetzt und für die Dauer von ca. zehn Jahren fortgeführt wird. Mögliche Darreichungsformen sind Pillen, Injektionen, Pflaster und Implantate, die unter die Haut eingebracht werden. Der therapeutische Nutzen einer HST bei Frauen mit manifester Osteoporose über einen Zeitraum von 15 Jahren oder mehr nach der Menopause konnte bislang noch nicht erwiesen werden.

Kalzitonin Das Schilddrüsenhormon Kalzitonin hemmt den gesteigerten Knochenabbau durch Verminderung der Osteoklastentätigkeit. Außerdem stimuliert es die Reabsorption von Kalzium und Phosphor durch die Nieren und verhindert so deren erhöhte Ausscheidung über den Urin. Diese sich gegenseitig ergänzenden Effekte werden durch medikamentöse Verabreichung des Kalzitonin noch verstärkt.

Manchmal wird Kalzitonin anstelle der HST bei Frauen verschrieben, bei denen eine Östrogengabe kontraindiziert ist. Im allgemeinen jedoch wird Kalzitonin nicht zur Vorbeugung, sondern vielmehr zur Behandlung der akuten, schmerzhaften und schnell fortschreitenden Osteoporose eingesetzt. Zur Zeit wird Kalzitonin in erster Linie injiziert, Kalzitonin-Nasensprays stehen leider noch nicht allgemein zur Verfügung. Eine Besonderheit von Kalzitonin ist, daß es nach einem Zeitraum von etwa einem bis eineinhalb Jahren seine Wirkung verliert und es deshalb nicht als Dauer-, sondern als Intervalltherapie eingesetzt wird.

Vitamin D Vitamin D kann auch als Hormon bezeichnet werden, weil es vom Körper selbst hergestellt, direkt in den Blutstrom abgesondert und zu entfernten Stellen, an denen es eine spezifische Wirkung ausübt, transportiert wird. Das Vitamin D jedoch, das durch den Einfluß von kurzwelligen Ultraviolettstrahlen in der Haut produziert wird, und auch das in der Nahrung vorkommende Vitamin D sind relativ inaktive Formen. Erst in der Leber werden sie zu einer partiell aktiven Form und in den Nieren schließlich zu einer vollständig aktiven Form umgewandelt.

Vitamin D beeinflußt den Knochenumbau, indem es die Kalziumaufnahme aus dem Darm und die Rückresorption durch die Nieren ermöglicht. Doch Vorsicht, übersteigt die Vitamin-D-Konzentration einen bestimmten Schwellenwert, beginnt der Knochen Kalzium zu *verlieren*. Durch den Einfluß des Sonnenlichts auf die Haut kann keine Vitamin-D-Toxizität entstehen, wohl aber durch die Einnahme von Vitamin-D-Ergänzungen. Nötig werden diese im allgemeinen nur bei mangelnder Sonnenlichtexposition, bei unzureichender Kalziumzufuhr über die Ernährung oder aber auch, wenn die Nieren nicht dazu in der Lage sind, das Vitamin D in seine aktive Form umzuwandeln.

Kalziumergänzungen In den Fällen, da der Kalzium-Tagesbedarf über die Ernährung nicht gedeckt wird bzw. werden kann, sind Kalziumergänzungen eine gute Alternative. So können Personen mit Laktoseintoleranz keine Milchprodukte zu sich nehmen, weil sie darauf mit Völlegefühl und Durchfall reagieren. Andere wiederum schrecken vor dem hohen Kaloriengehalt mancher Milchprodukte zurück. Und noch anderen schließlich schmecken sie einfach nicht.

Zwar sind die meisten Kalziumpräparate rezeptfrei erhältlich, dennoch sollten Sie sich vorher von Ihrem Arzt beraten lassen, da der Kalziumgehalt, die Zusammensetzung und auch die Bioverfügbarkeit der Kalziumergänzung von Präparat zu Präparat und individuell stark schwanken kann. So enthalten manche Kalziumpräparate auch Vitamin D. Und Kalziumzitrat beispielsweise wird oft Personen verschrieben, die nur wenig Magensäure, ohne die Kalzium nicht resorbiert werden kann, produzieren.

Wer Kalziumergänzungen einnimmt, sollte viel trinken, um ein hohes Harnvolumen zu erzielen. Gallensteine sind eine Kontraindikation für Kalziumergänzungen.

Natriumfluorid

Über die Ernährung führen wir uns – mit 0,5 mg täglich – im allgemeinen nur ausgesprochen kleine Fluoridmengen zu, die in erster Linie aus dem Trinkwasser und aus Fischen wie Sardinen und Makrelen stammen. Und doch sind Fluoride wichtig für gesunde Zähne und Knochen, da sie den Mineralgehalt erhöhen. In größerer Dosierung stimulieren sie die Osteoblasten zur Kollagenneubildung, und das vornehmlich im trabekulären Knochen. In sehr hoher Dosierung jedoch, oder wenn sich eine zu hohe Fluorkonzentration im Knochen angesammelt hat, kann es sich nachteilig auf den Knochenstatus auswirken.

Auch wenn schon seit mehr als 20 Jahren Fluoridverbindungen zur Behandlung der Osteoporose eingesetzt werden, so ist ihre Unbedenklichkeit und Wirksamkeit noch immer umstritten. Es ist jedoch erwiesen, daß eine Fluoridtherapie mit gleichzeitiger Gabe von Kalzium und Vitamin D die Anfälligkeit der Wirbelkörper für Kompressionsbrüche senkt.

Anhang

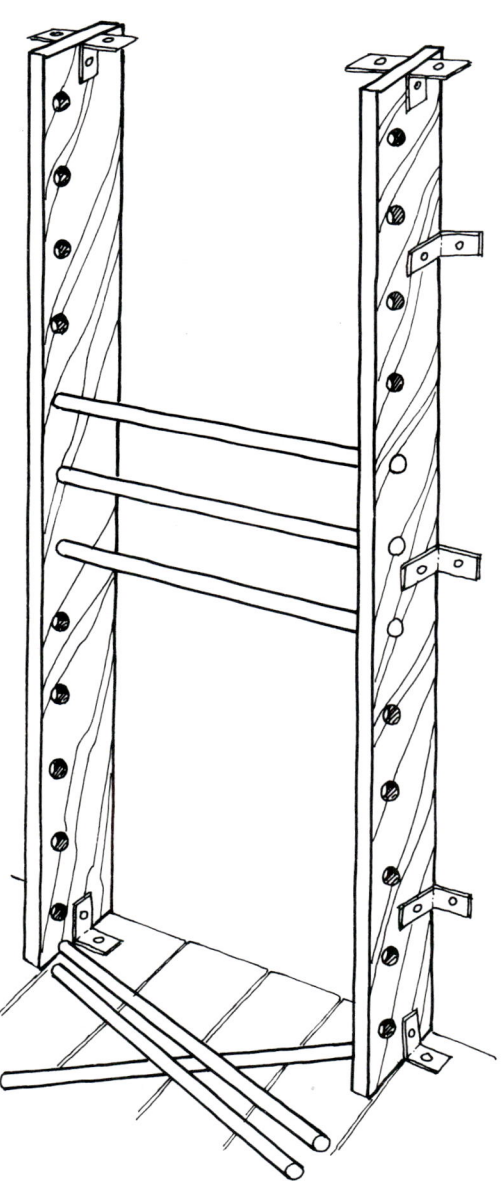

Sprossenwände/ -leitern

Es ist gefährlich, sich bei Streckübungen an Möbel, in Türrahmen usw. zu hängen. In den meisten Fällen werden hier Partnerübungen angeboten, die fast in derselben Weise Zugkraft ausüben – machen Sie also bitte davon Gebrauch, anstatt sich unnötiger Gefahr auszusetzen.

Ideal ist eine eigene Sprossenwand. Die Zeichnung zeigt die einfachste und stabilste Konstruktionsweise: Holzpfosten vom Boden bis zur Decke, dazwischen Holzsprossen. Die senkrechten Pfosten müssen fest am Boden (nicht auf Teppich!), an der Decke und an mehreren Stellen an einer stabilen Wand (keine dünne Zwischenwand!) befestigt werden. Pfosten und Sprossen sollen einen Durchmesser von nicht weniger als 35 mm haben. Die Länge der Sprossen soll etwa 75 cm, der Abstand von der Wand mindestens 10 cm betragen. Die Pfosten haben also eine Tiefe von mindestens 18 cm. Die Sprossen müssen fest mit Leim in ihre Einlässe gezapft werden.

Ein Kompromiß ist ein – stabiler – Türrahmen, in den Sprossen verankert werden. Zur Verankerung der Sprossen sind Halterungen zu verwenden, die sehr fest befestigt werden können. Denken Sie daran, daß die Sprossen fast Ihr gesamtes Gewicht tragen müssen.

Eine weitere Alternative ist eine Holz- oder Aluleiter mit Sprossen anstelle von Stufen, die vom Boden bis zur Decke reicht und nicht nur an der Wand, sondern auch an Boden und Decke befestigt werden kann.

Register

(Kursive Zahlen beziehen
sich auf Abbildungen)

Bildnachweis

Die Herausgeber danken an dieser Stelle Albi Zarfati für die Aufnahme der Übungsbilder und Ora Chayoun und Boaz Rodansky, die sich so bereitwillig und unermüdlich für die Aufnahmen zur Verfügung gestellt haben.

Die Grafiken auf den Seiten 117, 126, 135, 137, 139 und 154 stammen von Jane Cope. Die Zeichnungen auf Seite 118 stammen von Dr. Frank H. Netter und wurden vom Klinischen Symposium »Osteoporose: Pathologie und Prävention« mit freundlicher Genehmigung der CIBA-Geigy Ltd., Basel, reproduziert. Die Fotos auf Seite 127 stammen von Sandorama 1987/IV und werden mit freundlicher Genehmigung der Sandoz Ltd., Basel, veröffentlicht.

Die Veröffentlichung der Fotografien zur Single- und Dualen-Photonen-Absorptiometrie (Seiten 129 und 130) erfolgt mit freundlicher Genehmigung des Jerusalem Osteoporosis Center und die Aufnahme der Compton-Spektometrie auf Seite 132 mit freundlicher Genehmigung des Hadassah University Hospital in Jerusalem und des Jerusalem Osteoporosis Center.

Das sanfte Gesu...
aus dem M...

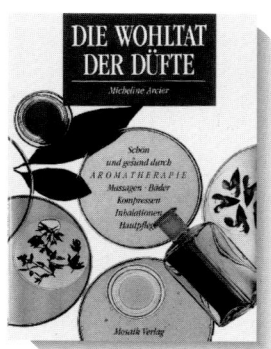

Micheline Arcier
Wohltat der Düfte
144 Seiten, 92 Farbfotos,
11 farb. Illustrationen
ISBN 3-576-10080-6

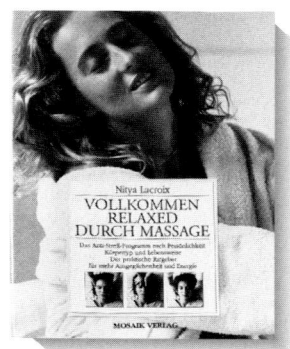

Nitya Lacroix
**Vollkommen relaxed
durch Massage**
128 Seiten, 200 Farbfotos
ISBN 3-576-10188-8

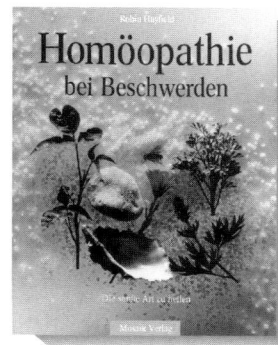

Robin Hayfield
**Homöopathie
bei Beschwerden**
96 Seiten, vierfarbig
ISBN 3-576-10309-0

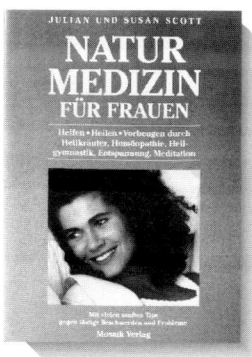

Julian und Susan Scott
**Naturmedizin
für Frauen**
192 Seiten, 24 Farbfotos,
90 farbige Illustrationen
ISBN 3-576-10152-7

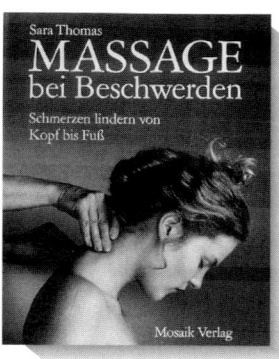

Sara Thomas
**Massage bei
Beschwerden**
96 Seiten,
205 Abbildungen
ISBN 3-576-04639-9

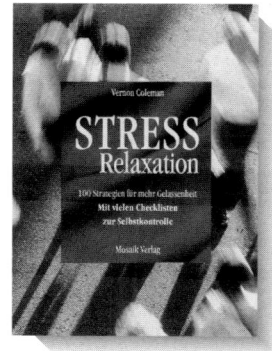

Vernon Coleman
Stress & Relaxation
128 Seiten,
vierfarbig
ISBN 3-576-10297-3

dheitsprogramm
aik Verlag

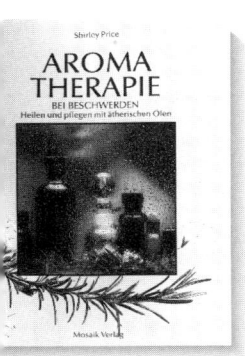

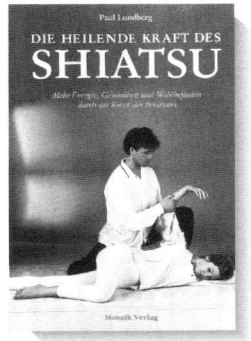

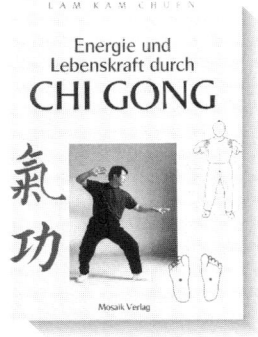

ley Price
matherapie
Beschwerden
Seiten, 21 Farbfotos,
Illustrationen
N 3-576-10040-7

Paul Lundberg
Die heilende Kraft
des Shiatsu
192 Seiten, 242 Farbfotos
ISBN 3-576-10153-5

Lam Kam Chuen
Energie und
Lebenskraft durch
Chi Gong
192 Seiten,
192 farb. Illustrationen
ISBN 3-576-10151-9

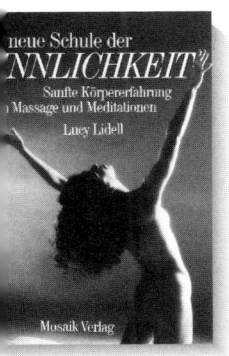

Lidell
neue Schule
Sinnlichkeit
Seiten, 57 Farbfotos,
Illustrationen
N 3-576-05712-9

Erhältlich überall dort,
wo es Bücher gibt.

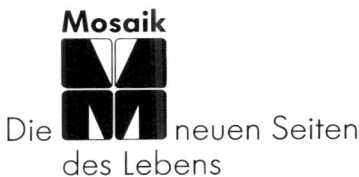

Mosaik

Die **M** neuen Seiten
des Lebens

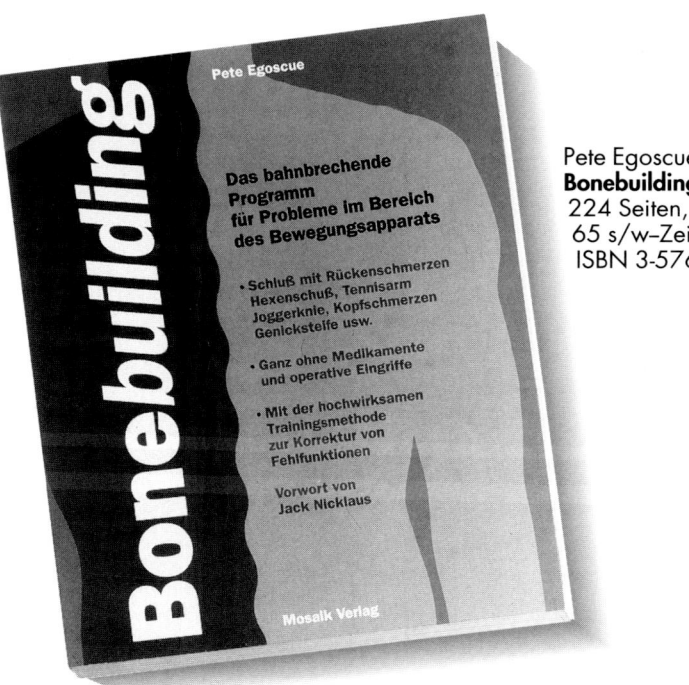
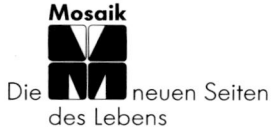